Für Lilli

©	Elisabeth Sandmann Verlag GmbH, München
	1. Auflage 2010
	ISBN 978-3-938045-47-3
	Alle Rechte vorbehalten
Text	Annette Kerckhoff
Vorwort	Marianne Koch
Redaktion	Antonia Meiners, Eva Römer
Gestaltung	Pauline Schimmelpenninck Büro für Gestaltung
Herstellung	Karin Mayer, Peter Karg-Cordes
Lithografie	Christine Rühmer
Druck und Bindung	Mohn media Mohndruck GmbH, Gütersloh

Besuchen Sie uns im Internet unter www.esverlag.de

ANNETTE KERCKHOFF

Heilende Frauen

Mit einem Vorwort von
Dr. Marianne Koch

ELISABETH SANDMANN

INHALT

8   Vorwort – Heilende Frauen
10 Einleitung – Große Frauenfiguren der Heilkunde

17   I ÄRZTINNEN

18 Dorothea Erxleben (1715 –1762)
    erste promovierte Ärztin Deutschlands

22 James Barry (1795 –1865)
    Armeearzt und Chirurg, entpuppte sich nach dem Tod als Frau

24 Elizabeth Blackwell (1821–1910)
    erste studierte Ärztin der USA

26 Susan La Flesche Picotte (1865 –1915)
    erste indianischstämmige Medizinstudentin der USA

29 Matilda Arabella Evans (1872 –1935)
    afroamerikanische Medizinstudentin in den USA

30 Henriette Hirschfeld-Tiburtius (1834 –1911)
    erste Zahnärztin Deutschlands

32 Sophia Jex-Blake (1840 –1912)
    Kämpferin für das Frauenstudium in Schottland und Großbritannien

34   Elizabeth Garrett Anderson (1836–1917)
erste studierte Ärtzin Englands

36   Nadeschda Prokofjewna Suslowa (1843–1918)
erste Medizinstudentin in der Schweiz

38   Hope Bridges Adams Lehmann (1855–1916)
erste studierte Ärztin Deutschlands und Reformerin

41   Anna Fischer-Dückelmann (1856–1917)
bekannteste Naturärztin Deutschlands und engagierte Aufklärerin

43   Hermine Heusler-Edenhuizen (1872–1955)
erste niedergelassene Frauenärztin Deutschlands

45   II WISSENSCHAFTLERINNEN UND FORSCHERINNEN

46   Rahel Hirsch (1870–1953)
erste Professorin Deutschlands in Medizin

48   Lydia Rabinowitsch-Kempner (1871–1935)
bedeutende Mikrobiologin in der Tuberkuloseforschung

52   Gerty Theresa Cori (1896–1957)
Nobelpreisträgerin Medizin 1947

55   Gertrude Belle Elion (1918–1999)
Nobelpreisträgerin Medizin 1988

57   Rosalyn Yalow (★1921)
Nobelpreisträgerin Medizin 1977

58   Barbara McClintock (1902–1992)
Nobelpreisträgerin Medizin 1983

60   Rita Levi-Montalcini (★1909)
Nobelpreisträgerin Medizin 1986

64   Rosalind Franklin (1920–1958)
lieferte entscheidendes Detail für die Entschlüsselung der DNA

III ORDENSFRAUEN UND KRANKENSCHWESTERN

68 Hildegard von Bingen (1098–1179)
Visionärin und Heilkundige

72 Elisabeth von Portugal (1271–1336)
stiftete einen Großteil ihres Vermögens für karitative Zwecke

74 Teresa von Ávila (1515–1582)
Mystikerin und Ordensgründerin

78 Florence Nightingale (1820–1910)
Reformerin der Krankenpflege

82 Mary Seacole (1805–1881)
afroamerikanische Krankenschwester aus Jamaika

84 Clara Barton (1821–1912)
Gründerin des amerikanischen Roten Kreuzes

86 Elsa Brändström (1888–1948)
»Engel von Sibirien«, organisierte Hilfsgütertransporte für Kriegsgefangene

92 Angela Autsch (1900–1944)
Nonne, wurde 1940 inhaftiert und zeigte im KZ Auschwitz Nächstenliebe und Zivilcourage

IV HEBAMMEN, APOTHEKERINNEN UND HEILERINNEN

96 Jacoba Félicie (um 1320)
in Paris als Ärztin tätig, angeklagt und exkommuniziert

98 Anna von Sachsen (1532–1585)
Heilpflanzenexpertin und Gründerin der ersten Hofapotheke Sachsens

100 Maria Andreä (1550–1631)
Arznei- und Heilkundige, Leiterin der Stuttgarter Hofapotheke

102 Marie-Louise Bourgeois (1563–1636)
Hebamme und Verfasserin wichtiger Schriften zur Geburtshilfe

104 Katharina Kepler (1546–1622)
Mutter von Johannes Kepler; Heilkundige, als Hexe gefoltert

106 Hester Jonas (1573–1635)
Hebamme, als Hexe hingerichtet

108 Justina Siegemund (1636–1705)
Hofhebamme in Deutschland, Holland und England

110 Emma Kunz (1892–1963)
Heilerin, Forscherin, Künstlerin

114 Anita Backhaus (1898–1972)
baute ein Naturheilkrankenhaus in Kolumbien auf

116 Rosa Treiner (1912–2000)
Kräuterheilkundige aus Südtirol

118 V PIONIERINNEN

120 Henriette und Mélanie Hahnemann (1764–1830 und 1802–1878)
unterstützten Samuel Hahnemann bei der Entdeckung und Verbreitung der Homöopathie

124 Ita Wegman (1876–1943)
Ärztin, Mitbegründerin der anthroposophischen Medizin

128 Elizabeth Kenny (1880–1952)
australische Krankenschwester, entwickelte Therapie gegen Kinderlähmung

130 Eunice Ingham (1889–1974)
Begründerin der Fußreflexzonenmassage

132 Martha und Anna Freud (1861–1951 und 1895–1982)
Martha unterstützte ihren Mann Sigmund Freud, Tochter Anna entwickelte die Kinderanalyse

133 Alice Ricciardi-von Platen (1910–2008)
Psycho- und Gruppenanalytikerin, schrieb über die Tötung Geisteskranker im »Dritten Reich«

136 Margarete Mitscherlich (*1917)
Ärztin und Psychoanalytikerin, Feministin

138 Trudi Schoop (1903–1999)
entwickelte Tanztherapie für psychisch kranke Menschen

140 Ausblick – Wir alle brauchen Vorbilder
147 Danksagung
148 Quellen und weiterführende Literatur
150 Bildnachweis

Vorwort
Heilende Frauen

Ärztin, Apothekerin, Krankenschwester – für uns und unseren Alltag sind sie etwas völlig Selbstverständliches. Über fünfzig Prozent der Medizinstudenten sind junge Frauen – und es stehen ihnen heute alle Karrierewege offen, egal, ob sie sich zur Landärztin, zur Röntgenfachärztin, zur Kardiologin oder zur Chirurgin berufen fühlen.

Obwohl – täuschen wir uns nicht: Noch vor wenigen Jahren musste sich eine brillante Ärztin und Wissenschaftlerin gegen den massiven Widerstand der männlich dominierten Fakultät wehren, bevor sie als erste Ordinaria der Frauenheilkunde an eine Münchner Universität berufen wurde.

In diesem eindrucksvollen Buch zeigt uns die Autorin Annette Kerckhoff, welch ein schwieriger und langer Weg es für Frauen war, bis sie sich diese Möglichkeiten gegen die Vorurteile und Herrschaftsansprüche der Männer erkämpft hatten. Sie schildert uns Biografien von erstaunlicher Dramatik, und sie lässt uns teilhaben an den Erfolgen, aber auch an bitteren Niederlagen und Demütigungen, denen Frauen noch bis ins 20. Jahrhundert ausgesetzt waren, weil sie es wagten, sich das Wissen aneignen zu wollen, das sie brauchten, um Kranken zu helfen.

Diese Seiten sind, zugegeben, keine Ruhmesblätter für die Männer der damaligen Zeit: Professoren, die am liebsten ein eigenes Gesetz gefordert hätten, das, wie eine Zeitung schrieb, das eigene – wörtlich! – »überlegene Geschlecht« vor den Ansinnen des weiblichen Ehrgeizes schützen sollte; Studenten, die unter Johlen und Pfeifen – und unter großem Applaus von Schaulustigen – den jungen Frauen den Zugang in das Universitätsgebäude verwehrten; oder, als besonders tragischer Fall, die Geschichte einer jungen Frau aus Irland, deren weibliches Geschlecht erst nach ihrem Tod erkannt wurde. Sie hatte sich, um Medizin studieren zu können, eine männliche Identität zugelegt und war dann ein Leben lang als Chirurg und Militärarzt erfolgreich gewesen. Um welchen Preis – das können wir nur ahnen.

Alle diese Frauen, deren Kämpfe und Schicksale hier so einfühlsam beschrieben werden, wollten etwas verändern, nicht nur für sich, sondern für die Gesellschaft, für die Benachteiligten, zu denen damals zweifellos auch die Frauen gehörten. In ihren mühsam erworbenen Praxen und Kliniken wurden selbstverständlich auch Mittellose behandelt. Sie setzten sich für eine bessere Bildung der Mädchen ein und waren ihnen gleichzeitig ein großes

Vorbild. Wie sich denn das soziale Engagement wie ein roter Faden durch die Biografien dieser Frauen zieht.

Heute wissen wir, wie wichtig es seinerzeit war, dass Frauen die Möglichkeit erhielten, sich von Frauen behandeln zu lassen, besonders wenn es um Sexualität, Wechseljahre und andere weibliche Probleme ging, die gegenüber Ärzten oft nur mit Zögern und Scham – wenn überhaupt – angesprochen wurden. Sie konnten sich diesen medizinisch gebildeten Frauen gegenüber auch mit vielen anderen Befindlichkeitsstörungen und seelischen Nöten anvertrauen und waren sicher, auch dafür Verständnis und Unterstützung zu erhalten.

Das Buch umspannt eine lange Zeit. Vom Leben der Hildegard von Bingen im 12. Jahrhundert über die Vorkämpferinnen für die Gleichberechtigung der Frau, die brutale Verfolgung der jüdischen Wissenschaftlerinnen in der Nazizeit bis zu den Forscherinnen der Gegenwart, die sich mit Naturheilweisen und der Einheit von Körper, Geist und Seele beschäftigen, wobei sich der Kreis zu den ganzheitlichen Lehren der Hildegard von Bingen wieder schließt.

Annette Kerckhoff beleuchtet in diesem so lesenswerten Buch das Ringen um Anerkennung, um Gleichberechtigung, um ein Wahrgenommen-Werden, das auch diese begabten Frauen gegenüber der Gesellschaft ihrer Zeit durchstehen mussten, um helfen und heilen zu können.

Ich empfinde die Berichte aber nicht nur als eine spannende Chronik der Emanzipation, sondern fast mehr noch als eine Hommage an den menschlichen Geist, an die intensive Kraft, die denen zufliegt, die ihr Leben einer großen Idee widmen. – Sie können sich auf die Lektüre freuen!

Dr. Marianne Koch

Einleitung

Große Frauenfiguren der Heilkunde

»Hygieia« von Gustav Klimt (1862–1918), aus dem Fakultätsbild Medizin, Deckenpanneau für den Festsaal der Universität Wien, um 1907, 1945 verbrannt.

Selbst wenn es heute nicht mehr üblich ist, dass Ärzte den Eid des Hippokrates leisten, kennt jeder Mediziner dieses bedeutende Dokument der ärztlichen Ethik. Wohl kaum einem ist jedoch bewusst, dass in den ersten beiden Zeilen des Textes zwei Frauen angerufen werden: »Ich schwöre und rufe Apollon den Arzt und Asklepios und Hygieia und Panakeia und alle Götter und Göttinnen zu Zeugen an, dass ich diesen Eid und diesen Vertrag nach meiner Fähigkeit und nach meiner Einsicht erfüllen werde.« Hygieia und Panakeia waren die beiden Töchter von Asklepios, dem Gott der Heilkunst in der griechischen Antike. Seit dem 5. bis 7. Jahrhundert v. Chr. wurden ihm zu Ehren in ganz Griechenland mehrstöckige Tempelanlagen errichtet, insgesamt mehr als dreihundert. In diesen Anlagen befanden sich unten Räume für Reinigungszeremonien, auf der folgenden Ebene Säulenhallen zum Zwecke der innerlichen Sammlung und ganz oben, dem zentralen Ort des Tempels, die sogenannten »Inkubationskammern«. Dort legten sich die Kranken zum Schlaf nieder, denn im Traum, so die Hoffnung, würde ihnen Asklepios, oft in Begleitung seiner Tochter Hygieia, erscheinen und Ratschläge zur Behandlung der Krankheit erteilen. Auf antiken Darstellungen sieht man Hygieia als Assistierende, hinter Asklepios, der schützend seine Hände über den Schlafenden hält. Während Panakeia für die medizinische Therapie im engeren Sinne stand, war Hygieia, an die heute noch der nach ihr benannte Begriff »Hygiene« erinnert, die Schutzgöttin der Gesundheit. Als ihre Domäne galt die Kunst der rechten Lebensführung. Im Verständnis der Antike war »Hygiene« weit mehr als Händewaschen und Desinfektion und umfasste allgemein jene Maßnahmen, die unsere Gesundheit von Körper, Seele und Geist stärken. Hygieia ist damit die in Vergessenheit geratene Göttin einer Gesundheitskultur, die den Menschen vom ersten Tag an begleitet.

Auch in der ägyptischen, keltischen und germanischen Mythologie zeichneten weibliche Gottheiten ver-

Mandragora-Alraunen-Frau, aus dem Kräuterbuch »Hortus Sanitatis« von Johann Wonnecke von Kaub, 1484.

antwortlich für Gesundheit und Heilung der Menschen. Isis (ab 2360 v. Chr.), eine der bedeutendsten Göttinnen des alten Ägypten, war zuständig für das Reich der Lebenden wie für das Reich der Toten, Schutzherrin der Mütter und Kinder. Sie konnte Krankheiten heilen, Bisse von giftigen Tieren abwenden, Schmerzen lindern, ja allein ihre Worte, so heißt es, vermochten »Erstickenden das Leben wiederzugeben«. In einem der ältesten medizinischen Dokumente, dem Papyrus Ebers (um 1500 v. Chr.), wird Isis zu Beginn angerufen: »O Isis, Große an Zauberkraft, mögest Du mich lösen, mögest Du mich lösen von allen bösen, schlechten ... Dingen.«

Weibliche Ärzte – im alten Ägypten keine Seltenheit

Die Präsenz von Frauen in der Heilkunde blieb jedoch nicht auf die Welt der Götter beschränkt. Im alten Ägypten waren auch Frauen selbstverständlich als Priester-Ärztinnen tätig, bevorzugt im Bereich der Frauenhilfe und Geburtshilfe. In Europa durften seit schätzungsweise 300 v. Chr. Frauen ihre Geschlechtsgenossinnen und Kinder behandeln. Den Ausschlag dafür gab eine junge Griechin namens Agnodike, die, wie der Historiker Hyginus berichtete, als Mann verkleidet vermutlich in Alexandria Medizin studierte. Danach, immer noch in Männerkleidung, eröffnete sie in Athen eine Praxis, die großen Zuspruch fand. Als ihre wahre Identität bekannt wurde, verurteilte man sie wegen illegaler Ausübung der ärztlichen Tätigkeit zum Tode. Ihre Patientinnen, zu denen auch die Frauen und Töchter der Richter und der Aristokratie zählten, solidarisierten sich mit ihrer Ärztin und retteten so Agnodike das Leben. Dieses Engagement einflussreicher Freundinnen hatte schließlich zur Folge, dass es von nun an den frei geborenen Frauen gestattet war, Medizin zu studieren.

Mit der Teilung des Römischen Reiches 395 n. Chr. und dem Aufblühen von Byzanz etablierten sich Zentren medizinischer Wissenschaften vor allem in Konstantinopel (heute: Istanbul), Kairo, Bagdad und Damaskus. Hier, wo die römischen und griechischen Schriften gesammelt wurden, verband sich nach und nach das antike europäische Wissen mit dem aus der arabischen Welt. Die Frauenheilkunde und Geburtshilfe blieben auch jetzt den Frauen selbst vorbehalten – so verfügten

unter anderem ausgewählte Haremsfrauen über große Kenntnisse in diesem Bereich. In Europa entwickelten sich derweil die Klöster zu den wichtigsten Zentren der Heilkunde, in denen vielfach die Werke von Hippokrates und Galen kopiert und übersetzt wurden. Man baute Heilpflanzen an und stellte Heilmittel her. Als ein Akt praktizierter christlicher Nächstenliebe versorgten die Ordensschwestern und -brüder, ausgerüstet mit diesen Kenntnissen, die Kranken in eigenen Krankensälen und später in angegliederten Spitälern. Auch hier waren unzählige Frauen tätig, von denen wir noch heute einige Namen kennen: Radegundis von Thüringen (518–587), Getrud von Nivelles (626–659), Hedwig von Schlesien (1174–1243), Elisabeth von Thüringen (1207–1231) und Katharina von Siena (1347–1380); sie pflegten Pest- und Leprakranke, begleiteten Sterbende, gründeten Hospitäler. Die Beginen, weibliche Angehörige christlicher Gemeinschaften ohne Gelübde, die in eigenständigen Beginenhöfen oder Beginenkonventen lebten, widmeten sich ebenfalls der Krankenpflege und der

Erst mehr als 2000 Jahre nach der Griechin Agnodike gewannen die Frauen in Europa den Kampf um die Zulassung zum Medizinstudium; Edward Radford (1831–1920), »Griechisches Mädchen«.

entwickelte sich eine moderne Heilkunde, gespeist aus dem Wissen der griechischen Antike und neuesten Erkenntnissen aus der arabischen Welt. Hier wirkten und lehrten sehr erfolgreich etliche Frauen – die *mulieres salernitanae*, die Frauen von Salerno, wie sie sich selbst nannten. Der bekanntesten unter ihnen, Trotula oder Trota genannt, wird *das* gynäkologische Standardwerk für die nächsten Jahrhunderte zugeschrieben.

Zulassung zum Studium erst im 19. Jahrhundert

Im Laufe der folgenden Jahrhunderte jedoch wurden Frauen mehr und mehr aus den Hochschulen gedrängt. Vom eigentlichen Arztberuf waren sie ausgeschlossen, nicht zuletzt, weil die Zulassung zum Medizinstudium den Vertretern des männlichen Geschlechts vorbehalten war. Wurden – insbesondere in den Städten – die dennoch weiterhin praktizierenden heilkundigen Frauen, von denen es Hunderte gab, den approbierten Ärzten gefährlich, so drohte ihnen eine Klage wegen illegaler Ausübung der Heilkunde. Ein eindrucksvolles Beispiel dafür ist Jacoba Félicie (um 1320) aus Paris, die verurteilt und exkommuniziert wurde, obwohl zahlreiche Zeugen ihre Kompetenz belegten. Geradezu lebensgefährlich wurde die Ausübung der Heilkunde für die Frauen vor allem zwischen dem 15. und 17. Jahrhundert im Zuge der Hexenverfolgung. Unzählige Frauen bezichtigte man des Bundes mit dem Teufel, man folterte sie und erzwang so Geständnisse, denen in vielen Fällen das Todesurteil folgte, bevorzugt immer dann, wenn Denunziant, Kläger, Gericht oder Gemeinde davon einen Vorteil hatten. Es war ein Schicksal, das Katharina Kepler (1546–1622) und Hester Jonas (1573–1635) ereilte. Die Keplerin entging nur dank ihres berühmten Sohnes der Hinrichtung, Hester Jonas endete auf dem Scheiterhaufen. Betroffen sein konnte jede Frau, die Neid und

sozialen Fürsorge. Bis in die Gegenwart berühmt für ihr Engagement in der Krankenpflege wie auch ihr heilkundliches Wissen um Seele und Geist sind darüber hinaus die beiden Ordensfrauen Hildegard von Bingen (1098–1179) und später Teresa von Àvila (1515–1582). Berichtet wird auch von jüdischen Frauen, die außerhalb der Klöster auf diesem Gebiet tätig waren.

Zu Beginn des zweiten Jahrtausends entstand in Salerno die erste medizinische Hochschule in Europa. An dieser Schule in der süditalienischen Hafenstadt

Missgunst auslöste. Besonders gefährdet waren jedoch die Hebammen, die im *Hexenhammer*, der grundlegenden Schrift der Hexenverfolgung, als »Hexenammen« bezeichnet wurden.

So waren Frauen über Jahrhunderte fast ausschließlich außerhalb der Hochschulen in der Heilkunde tätig. Laienheilerinnen, Laienärztinnen und Arzneihändlerinnen stellten neben anderen nicht akademischen Heilkundigen, Apothekern, Heilgehilfen und Barbieren – und auch deren Frauen arbeiteten in der Regel im Gewerbe mit – eine wichtige medizinische Versorgung auf dem Land dar, wo die Bevölkerung häufig keinen Zugang zur ärztlichen Medizin hatte. Es war vielfach eine »schriftlose Kultur«, in der die Frauen, die häufig nicht lesen und schreiben konnten, ihr durch Erfahrung und Volksglauben geprägtes Wissen mündlich weitergaben. Den Hebammen, deren Rolle in dieser Zeit nicht hoch genug eingeschätzt werden kann, oblag der Bereich der Geburtshilfe. Einige Frauen aus höheren Gesellschaftsschichten nutzten ihre Möglichkeiten der Bildung und vertieften ihr praktisches Wissen durch die Lektüre medizinischer Literatur. Justina Siegemund (1636–1705) zum Beispiel befasste sich aufgrund ihrer eigenen Krankheitsgeschichte intensiv mit Anatomie, Geburtshilfe und Frauenheilkunde, avancierte mit den Jahren zur Hebamme zahlreicher Königshäuser in Europa und schrieb ein international beachtetes Lehrbuch. Oblag zu Justinas Zeit die Kontrolle der Hebammen noch den »ehrbaren Frauen«, so wich sie im 18. Jahrhundert der Kontrolle durch Ärztegremien. Auch diverse Zuständigkeitsbereiche wurden nach und nach an Ärzte übertragen, denen die Hebammen nunmehr untergeordnet waren.

Studentinnen im Labor, um 1930.

Wie tiefgehend der jahrhundertelange Ausschluss der Frauen von der akademischen Bildung war, zeigte sich noch Anfang des 19. Jahrhunderts. Mehr als zweitausend Jahre nach der Griechin Agnodike verkleidete sich eine Irin ihr Leben lang als Mann – sie nannte sich James Barry (1795–1865) –, um Medizin studieren und später als Arzt praktizieren zu können. Erst in der zweiten Hälfte des 19. Jahrhunderts wagten Frauen den offenen Kampf um das Recht auf die Zulassung an den Universitäten. Nach und nach eroberten sie dieses Feld, oft unter enormen Widerständen und Schwierigkeiten,

EINLEITUNG

um eine Medizin zu erlernen, die im Gegensatz zur Laienheilkunde auf vernunftmäßiger, wissenschaftlicher Durchdringung und genauer Kenntnis des Menschen fußte. Auch hier gehörte die Frauenheilkunde zu den ersten Fachbereichen, den die Frauen zurückerobern wollten, beispielsweise durch Elizabeth Blackwell (1821–1910), erste Ärztin der westlichen Welt.

Ärztinnen und Wissenschaftlerinnen werden selten erwähnt

Von all diesen Frauen ist in den umfangreichen Bänden der offiziellen Medizingeschichte kaum die Rede. Wenn überhaupt, werden sie lediglich vereinzelt erwähnt. Dies liegt vermutlich an den dürftigen historischen Belegen einerseits, dem Blickwinkel der zumeist männlichen Autoren andererseits, die sich in besonderem Maße auf die Darstellung der Wegbereiter der neuen, naturwissenschaftlichen Medizin an den Hochschulen konzentrierten. Mehr noch: Aus schulmedizinischer Perspektive ist eine australische Busch-Krankenschwester wie Elizabeth Kenny (1880–1952), die an Kinderlähmung erkrankte Kinder entgegen der gängigen Lehrmeinung mit Wickeln und Massagen behandelte, keine Heldin, sondern eine Vertreterin unhaltbarer Behandlungsmethoden. Aus dem Blickwinkel der modernen Pflanzenheilkunde, die danach strebt, pflanzliche Arzneimittel mit standardisierten Wirkstoffen zu entwickeln, stellt eine Laienheilerin wie Rosa Treiner (1912–2000) eine Repräsentantin der vorwissenschaftlichen Medizin dar, um deren Überwindung man sich explizit bemüht. Und der spontane Entschluss einer Tänzerin wie Trudi Schoop (1903–1999), mit schwer psychotischen Menschen zu tanzen, bietet eher eine gelungene Anekdote für den Herrenabend als einen ernstzunehmenden Therapieansatz.

Die Annalen der Medizingeschichte konzentrieren sich auf berühmte Ärzte und Wissenschaftler, die den medizinischen Fortschritt vorangetrieben haben, das Rätsel des menschlichen Körpers weiter entschlüsselt, Krankheitserreger entdeckt, neue Operationstechniken und Arzneimittel entwickelt haben – so wie Robert Koch, Rudolf Virchow, Emil von Behring. All diejenigen aber, die fernab der Universitäten wirkten, im Stillen statt im Öffentlichen, die vornehmlich praktisch arbeiteten und wenig oder gar nicht veröffentlichten, die eher im Hintergrund zu finden waren als in der ersten Reihe, die mit »alternativen« Methoden behandelten oder neue Wege gingen – sie alle fielen in

gewisser Weise durch das Raster der konventionellen Geschichtsschreibung. Zu ihnen gehörten bevorzugt Frauen. Doch sogar jene unter ihnen, die sich in der Geschichte im Zentrum der Schulmedizin, der Wissenschaft befanden, kennt man heute kaum – so die tausend Ärztinnen allein aus dem Kaiserreich. Auch Wissenschaftlerinnen werden selten erwähnt, die Erfolge, an denen sie beteiligt waren, werden gerne denjenigen Männern zugeschrieben, unter deren Leitung sie tätig waren. Dieses Schicksal trifft zwar auch viele Männer in der Forschung, Frauen jedoch blieben in der Geschichte weitaus häufiger auf der Ebene der emsigen »Zuarbeiter« und gelangten nicht in führende Positionen. Zahlreiche Biografien belegen, dass im Bereich der Forschung unzählige Frauen in Medizin und Naturwissenschaften unter schwierigen Arbeitsbedingungen enormen Einsatz zeigten und damit einen wesentlichen Beitrag leisteten, ohne dass dieser angemessen gewürdigt wurde. Wie Rosalind Franklin (1920–1958), die zwar den entscheidenden Hinweis für die Entschlüsselung der DNA lieferte, der jedoch eine angemessene Ehrung versagt blieb.

So dürften, wenn es um die Einschätzung der Bedeutung einer Persönlichkeit ging, für die klassische Geschichtsschreibung in der Medizin Prominenz, Renommee, Veröffentlichungen, Forschungstätigkeit und die erzielten Errungenschaften für die moderne Medizin eine wesentliche Rolle gespielt haben. Diese Kriterien erfüllten auch viele der Protagonistinnen dieses Bandes, selbst wenn sie heute in Vergessenheit geraten sind. Es galten für die Auswahl der hier vorgestellten Frauen jedoch noch andere Maßstäbe: Diese Frauen zeigen, was Heilen *noch* alles bedeuten kann. Denn Heilkunde ist mehr als nur Medizin. Heilkunde im weitesten Sinne umfasst alle Tätigkeiten, die entscheidend zur Heilung eines Kranken beitragen oder sogar das Kranksein verhindern. Und so stammen auch die hier vorgestellten Frauen aus den unterschiedlichsten Bereichen und Tätigkeitsfeldern, in denen Heilkunde vollzogen wird.

Späte Würdigung

Das vorliegende Buch möchte weder den verdienten Ruhm herausragender Ärzte und Forscher der Medizingeschichte schmälern noch die Schattenseiten weiblicher Heilkundiger in der Geschichte leugnen: die Existenz skrupelloser Engelmacherinnen, nachlässiger Hebammen, allein dem Volksglauben verhafteter Laienheilerinnen oder nationalsozialistischer Rassenhygie-

Die Ärztin verabreicht Lebertran; gemeinsam macht das Prozedere gleich doppelt so viel Spaß.

nikerinnen. Auch die Protagonistinnen dieses Buches hatten ihre Schwächen, und man kann sich unschwer vorstellen, dass ihre enorme Energie, ihre eiserne Willenskraft und ihre große Emotionalität den unmittelbaren Umgang für andere nicht immer erleichterte.

Das Ziel dieses Buches ist es vielmehr, die bekannte Riege der zu Recht gefeierten großen Ärzte um große Frauenfiguren der Heilkunde zu ergänzen, die ebenfalls Vorbilder darstellen, wenn auch zum Teil in etwas anderer Hinsicht als die bekannten Vorreiter der modernen Medizin. Ausgewählt wurden sie aus Hunderten von heilkundigen Frauen nicht nur aufgrund ihres beeindruckenden Lebenswerks und ihrer außergewöhnlichen Biografien, sondern auch wegen ihrer menschlichen Eigenschaften: Engagement, Mut und Idealismus, Motivation, Initiative und Zivilcourage. Sie hatten ein Ziel und verfolgten es beharrlich, selbst wenn der Weg dahin beschwerlich war. Und sie standen für ihre Ziele und Werte ein. Ihrer Zeit voraus, schlugen sie Schneisen für kommende Generationen – so wie Elizabeth Blackwell (1821–1910) oder Sophia Jex-Blake (1840–1912). Sie forschen, beflügelt von ihrem Wissensdrang, ohne angemessenes Gehalt und auf eigene Faust, wie Rahel Hirsch (1870–1953), Gerty Cori (1896–1957) oder Rita Levi-Montalcini (*1909). Sie stießen auf Widerstände bei Ärzten und Behörden und ließen sich nicht beirren, wie Henriette Hirschfeld-Tiburtius (1834–1911). Sie engagierten sich mit großem Eifer über Jahrzehnte für eine gute Sache, wie Clara Barton (1821–1912) oder Elsa Brändström (1888–1948), sie riskierten die Ächtung durch die konventionelle Medizin, wenn sie unorthodoxe Therapien entwickelten, wie Elizabeth Kenny (1886–1952). Und sie riskierten ihr Leben, weil sie während der Zeit des Nationalsozialismus Verfolgten halfen, wie Angela Autsch (1900–1944).

Es gab viele andere, die Ähnliches getan haben, wenn auch im Kleinen, im Verborgenen. Sie sind die stillen Heldinnen einer weiblichen Kultur in der Medizin, deren Andenken auch heute noch notwendige Impulse liefert, für eine ganzheitliche, humane und erfolgreiche Heilkunde der Zukunft.

Annette Kerckhoff

I ÄRZTINNEN

Auch wenn die Heilkunde seit jeher eine weibliche Domäne darstellte – in der offiziellen Medizingeschichte kamen Frauen über Jahrhunderte nicht vor. Kein Wunder, waren sie doch seit Gründung der medizinischen Hochschulen weitgehend vom Medizinstudium ausgeschlossen. Den Repräsentanten der medizinischen Fakultäten war dieser Zustand durchaus recht. Und so wurde denjenigen Frauen, die sich im 18. und 19. Jahrhundert daranmachten, die bestehenden Verhältnisse zu ändern, keinesfalls der rote Teppich ausgerollt. Im Gegenteil: Diese Frauen, die es nicht länger hinnehmen wollten, dass die offizielle Medizin – und hier vor allem die Frauenheilkunde – von Männern ausgeübt wurde, stießen auf unzählige Schwierigkeiten. Weil sie nicht zur höheren Schule zugelassen waren, fehlte ihnen das für die Universität entscheidende Abiturzeugnis. Mühsam mussten sie sich die fehlenden Kenntnisse in Latein, Chemie, Biologie, Physik im Selbststudium aneignen. Zudem waren zahlreiche konservative Mediziner der Ansicht, das Medizinstudium sei für das zartbesaitete weibliche Geschlecht völlig ungeeignet, Frauen gehörten nicht an Seziertisch und Krankenbett, sondern an das Klavier und den Stickrahmen. Nicht wenige Professoren weigerten sich, Frauen zu unterrichten, überzeugt davon, dass Studentinnen ihre männlichen Kommilitonen ablenkten und nicht über die erforderlichen intellektuellen Fähigkeiten verfügten.

Argumente gegen das Frauenstudium der Medizin gab es also genug – und so beeindruckt es umso mehr, mit welchem persönlichen Einsatz, welchen Taktiken und welcher Beharrlichkeit diejenigen Frauen, die auf den nächsten Seiten vorgestellt werden, all diesen Widerständen begegneten: Die Pionierinnen des Medizinstudiums schrieben Briefe und Bittgesuche, sprachen unzählige Male in Behörden vor, ließen sich beschimpfen und beißenden Spott über sich ergehen, bezahlten das Vielfache ihrer männlichen Kollegen, waren in jeder Prüfung einem besonderen Erwartungsdruck ausgesetzt.

Und doch gaben sie nicht auf, überzeugten nicht nur skeptische Väter und besorgte Mütter, sondern auch so manchen borniertes Medizinprofessor – und schlugen damit mühsam Schneisen für alle Frauen, die ihnen später folgen sollten.

Dorothea Erxleben
1715–1762 DEUTSCHLAND

Sie war die erste promovierte Ärztin in Deutschland, in einem Jahrhundert, in dem Frauen weder zur höheren Schule zugelassen waren, geschweige denn zur Universität. Preußens König Friedrich II. höchstselbst hatte ihr diesen Werdegang ermöglicht. In einem Schreiben, dem taktisch klug ein Huldigungsgedicht an den König in französischer Sprache beigefügt war, hatte sich die junge Dorothea an den Mächtigsten des Landes gewandt und darum gebeten, gemeinsam mit ihrem Bruder Medizin studieren und später promovieren zu dürfen. Ein höchst ungewöhnlicher Vorstoß zu jener Zeit, der wohl gerade ob seiner Verwegenheit so erfolgreich war.

Oben: Dorothea Christiane Erxleben, aquarellierte Kohlezeichnung, undatiert. Unten: »Gründliche Untersuchung der Ursachen, die das weibliche Geschlecht vom Studiren abhalten«: akademische Abhandlung von Dorothea Erxleben aus dem Jahr 1742.

Die Promotion absolvierte Dorothea Erxleben – wenn auch erst über zehn Jahre später – im Alleingang. Nachts am Küchentisch, wenn die insgesamt neun Kinder schliefen, schrieb sie die Dissertation, wie damals üblich in lateinischer Sprache. Am 6. Mai 1754 dann legte sie ihre Promotionsprüfung ab, wobei sie die skeptischen Professoren der Universität Halle in blankes Erstaunen versetzte. Dorothea, so schrieb der Dekan später in der Zeitung, beantwortete über zwei Stunden alle theoretischen und praktischen Fragen zu Ursachen und Therapien verschiedener Krankheiten in lateinischer Sprache »mit solcher gründlichen Accuratesse und modesten Beredtsamkeit«, dass wenige andere Kandidaten damit konkurrieren konnten. Dorothea Erxleben hatte um eine Chance gebeten, hatte diese Chance erhalten, ergriffen und bravourös gemeistert.

»Ich beschloß … mich durch nichts vom Studiren abhalten zu lassen«

Geboren wurde Dorothea als Tochter des Arztes Christian Polykarp Leporin in Quedlinburg. Leporin war ein belesener Mann, der sich für die allgemeine Bildung und kostenlosen Schulbesuch aussprach – für Jungen und für Mädchen. Früh erkannte er die Begabung seiner Tochter und war der Überzeugung, dass nicht nur der Sohn Christian Polycarp, sondern auch dessen zwei Jahre jüngere, überaus wissensdurstige und hilfsbereite

Schwester für die Medizin geeignet wäre. Vater Leporin förderte die beiden Kinder, wo er nur konnte, nahm sie mit auf Hausbesuche, erklärte Diagnose und Therapie. Als Christian Polycarp auf das Gymnasium kam, erhielt Dorothea Privatunterricht in Latein und neuen Sprachen, außerdem in den »nützlichen Wissenschaften«, die sonst den Jungen vorbehalten waren. In dieser Zeit hörte sie von Laura Bassi, der ersten Professorin Europas aus Bologna. Die Tatsache, dass es eine Frau gab, die an einer Universität unterrichten durfte, machte ihr Mut. Für Dorothea stand nun fest, dass sie die Heilkunde erlernen wollte: »Ich beschloß daher ernstlich, mich durch nichts vom Studiren abhalten zu lassen, und zu versuchen, wie weit ich in der Arzeneygelahrtheit es bringen könnte.«

In den folgenden fünf Jahren vermittelte der Vater seinen Kindern Christian Polycarp und Dorothea die medizinischen Grundlagen, kombinierte das theoretische Wissen mit Fällen aus der Praxis und bereitete sie so auf das Studium vor. Auf normalem Wege war es jedoch aussichtslos, für Dorothea eine Zulassung zur Universität zu erhalten – ein Umstand, der die 23-Jährige veranlasste, eine Schrift zu verfassen, in der sie alle Argumente, die gegen das Frauenstudium vorgebracht wurden, entkräftete. Wieder unterstützte sie der Vater, schrieb ein Vorwort und ließ die Arbeit einige Jahre später drucken.

Bittgesuch an den König

Im November 1740, ein halbes Jahr nach seiner Krönung, fanden in Quedlinburg die Huldigungsfeierlichkeiten für den preußischen König Friedrich II. statt. Dorothea war jetzt 24 Jahre alt, ihr Bruder Christian Polycarp an der Universität Halle immatrikuliert, dennoch war zu befürchten, dass er und ein weiterer von Dorotheas Brüdern zum Militär eingezogen würden, da Preußen gegen Österreich in den Krieg zog, um Schlesien zu besetzen. Dies war die Gelegenheit für Dorothea, dem König ihr Bittgesuch zu überreichen. Sie bat darum, die beiden Brüder vom Kriegsdienst freizustellen. Die Eltern seien untröstlich, wenn die jungen Männer in den Krieg zögen, außerdem wolle sie gemeinsam mit Christian Polycarp an der Universität Medizin studieren. Das war äußerst diplomatisch: Dorothea konzentrierte sich in dem Schreiben auf die Brüder – und erwähnte ihr eigenes Anliegen erst im Nachsatz.

Das Gesuch wurde nach Berlin weitergereicht, wo man zunächst irritiert reagierte – die formulierte Bitte sei »absonderlich«, schließlich sei in Deutschland kein vergleichbarer Fall bei dem weiblichen Geschlecht zu finden. Wenige Wochen später traf bei der Universität Halle zunächst ein königliches Schreiben ein, in dem mitgeteilt wurde, dass die Studenten vom Militärdienst befreit seien. Die Armee jedoch blieb bei ihren Forderungen, ließ Christian Polycarp als Deserteur ausrufen. Der junge Medizinstudent floh. Und auch sein jüngerer Bruder und der Vater, denen nun ebenfalls der Militärdienst drohte, tauchten zunächst einmal unter. So aussichtsreich die Situation nach dem Besuch des Königs zunächst schien – jetzt plötzlich standen Dorothea, ihre Mutter und ihre Schwester alleine da, mussten sich durchschlagen. Man darf annehmen, dass Dorothea in dieser Zeit die Patienten des Vaters betreute und damit auch für ein gewisses Einkommen sorgte.

Drei Monate später beruhigte sich die Situation, der Vater kehrte zurück. Endlich traf Mitte März 1741 auch

---

Rechts: Gemälde von Gabriel Metsu, »Das kranke Kind«, entstanden um 1660, Rijksmuseum Amsterdam.

ÄRZTINNEN *Dorothea Erxleben*

Porträtbüste Dorothea Erxlebens, entstanden 1994, Halle an der Saale.

eine positive Antwort auf Dorotheas Gesuch ein: Man wolle nichts unterlassen, alles, was möglich sei, beizutragen, damit die beiden Kandidaten einen medizinischen Grad an der Universität erhielten. Das Schreiben, so sehnsüchtig es erwartet war, kam jedoch zu spät: Christian Polycarp hatte sich mittlerweile zum Medizinstudium nach Göttingen abgesetzt, dort schien ihm die Situation etwas sicherer, denn sein Status als Soldat war immer noch nicht geklärt. Alleine aber wollte Dorothea nicht nach Halle an die Universität gehen. Der Traum vom Medizinstudium schien für die mittlerweile 36-Jährige ausgeträumt – und sie entschied sich für einen ganz anderen Weg: Nach dem Tod ihrer Kusine heiratete Dorothea den fast zwanzig Jahre älteren Witwer und Diakon Johann Christian Erxleben und übernahm damit die Verantwortung für seine fünf Kinder und für den turbulenten und arbeitsintensiven Pastorenhaushalt. Vier eigene Kinder folgten in den Jahren 1744, 1746, 1750 und 1753, drei Jungen und ein Mädchen. Die Medizin gab sie dennoch nicht auf. Über Jahrzehnte hatte sie ihrem Vater assistiert und medizinische Bücher gelesen – warum sollte das nun anders sein? Ehe und Studium, so Dorothea, schlossen sich nicht aus. Im Gegenteil, »in der Gesellschaft eines vernünftigen Ehemannes« lasse es sich »noch vergnügter studieren«. Neben ihrer großen Familie kümmerte sich Dorothea auch mehr und mehr um die Kranken in der Gemeinde ihres Mannes. Hier boten sich vielfältige Möglichkeiten, zu behandeln, zu helfen und heilen, wie sie es immer gewollt hatte. Der Patientenstamm wuchs, und nach dem Tod des Vaters 1747 betreute sie auch dessen Patienten weiter.

Promotion aus dem Wochenbett heraus

Den ansässigen Ärzten gefiel diese Situation überhaupt nicht. Sie sahen in Dorothea Erxleben, die »Frau Doctor« genannt wurde und je nach finanzieller Lage der Patienten auch für ihre Dienste bezahlt wurde, eine Konkurrentin und beschwerten sich bei den zuständigen Behörden. 1753 wurde sie vom Stiftshauptmann wegen Kurpfuscherei angeklagt. Man verbot ihr weitere Behandlungen, da sie schließlich weder akademisch ausgebildet noch durch Promotion als Ärztin ausgewiesen sei. Das aber waren die Voraussetzungen, um mit offizieller Erlaubnis Kranke zu behandeln. Allen anderen war nach der preußischen Medizinalordnung von 1725 die Behandlung insbesondere von inneren Erkrankungen verboten.

Dorothea, mit dem vierten Kind hochschwanger, sollte sich innerhalb einer Woche verantworten. Bereits wenige Tage nach dem Aushang der Klage grenzte sie in einem Brief ihre Arbeit scharf gegen das Vorgehen der Kurpfuscher ab – und kündigte eine Promotion an, um ihr Wissen unter Beweis zu stellen. Jetzt war der Mo-

Klistierspritzen wie diese aus dem 18.-19. Jahrhundert wurden früher sogar zur Behandlung von Kopfschmerzen und Magenverstimmungen verwendet.

ment gekommen, wo das königliche Schreiben, das zwölf Jahre in ihrer Schublade gelegen hatte, seinen Dienst erfüllte und ihr die Zulassung zu Promotion und Prüfung ermöglichte. Wieder waren Stiftshauptmann und Kläger bass erstaunt über den Vorstoß der selbstbewussten Pfarrersfrau: »Aus dem Wochen Bette unter den Doctor Huth kriechen, ist ja wohl ein parodoxon.«

Das Angebot der Promotion samt mündlicher Prüfung wurde angenommen – und als Frist der 15. April 1753 genannt. Einen Tag vor Ablauf dieser Frist gebar Dorothea ihren Sohn Johann Heinrich Christian. Sie

Fotografie einer typischen Apotheke aus dem 17. Jahrhundert.

bat um einen Aufschub und reichte nur neun Monate später die angekündigte Doktorarbeit ein. Darin setzte sie sich kritisch mit den Behandlungsmethoden vieler Ärzte auseinander: Das Verabreichen von zu starken Arzneimitteln und der zu häufige Einsatz von damals populären Ausleitungsverfahren: Aderlass, blutiges Schröpfen, Brech- und Abführmittel. Diese Methoden, so ihre Überzeugung, würden nicht selten aus finanziellen Interessen verordnet. Sie führten zwar häufig zu einer schnellen Besserung der Symptome, jedoch nicht, gerade bei langwierigen Krankheiten, zu einer grundlegenden Heilung. Dorotheas Arbeit war klug und zeugte von einer Kenntnis der Möglichkeiten, aber auch der Grenzen gängiger Therapien. Bereits nach wenigen Wochen wurde die Schrift anerkannt, und nach der bestandenen mündlichen Prüfung durfte sie nun unbeschadet und ohne Einschränkungen praktizieren.

Kritik an den Behandlungsmethoden vieler Ärzte

Dorothea Erxleben blieb allerdings ein Einzelfall. Ihre Strategie, das gesamte Studium im Alleingang zu absolvieren, war in späteren Jahren aufgrund zunehmender bürokratischer Hürden und weitaus höherer Anforderungen so nicht mehr möglich, wenngleich die Geschichte zeigte, dass sich immer wieder Frauen bei formaler Ablehnung alleine auf Prüfungen vorbereiteten und dann durch Kompetenz und Wissen Zugang zu Bereichen erhielten, die ihnen ansonsten verschlossen geblieben wären. Der außergewöhnliche Erfolg Dorothea Erxlebens war sicher ihrem Eifer und ihren mutigen Vorstößen zu verdanken, daneben aber auch all den Männern, die sie auf ihrem Weg ermutigten und begleiteten: An erster Stelle steht hier ihr Vater, dann folgen ihre Lehrer. Nicht zuletzt hatte sie einen von ihren Fähigkeiten überzeugten Ehemann, der, als er lebensbedrohlich erkrankt war, darauf bestand, ausschließlich von ihr behandelt zu werden.

James Barry
1795–1865 IRLAND/SCHOTTLAND

Als das Dienstmädchen Sophia Bishop sich daranmachte, den Leichnam des renommierten Armeearztes Dr. James Barry für die Beerdigung zu waschen, traute sie ihren Augen nicht: Barry, der sich als Chirurg einen Namen gemacht hatte, für seine Wutausbrüche bekannt war und sich duelliert hatte, war eine Frau. Sein ganzes Leben lang hatte Barry erfolgreich sein wahres Geschlecht verheimlicht, zunächst vor Freunden und Kommilitonen an der Universität, später dann in der Armee und bei ärztlichen Kollegen. Zwar wunderte man sich bei dem klein gewachsenen Barry über die hohe Stimme, ansonsten jedoch kamen nie Zweifel auf, dass an der Identität des forschen Chirurgen, der für seine beträchtlichen Fähigkeiten und große Geschwindigkeit bei schwierigen Operationen geschätzt wurde, etwas nicht stimmen könnte. Entsprechend verblüfft waren alle Beteiligten, als die Wahrheit ans Licht kam. So hieß es im *Manchester Guardian* vom 21. August 1865: »Ein Vorfall wird gerade in den militärischen Kreisen diskutiert, der so außergewöhnlich ist, dass, wenn die Wahrheit nicht von offiziellen Autoritäten bestätigt worden wäre, seine Erzählung als unglaublich gelten würde.«

Der kurioseste Fall der Medizingeschichte

Der Fall Barry ist der wohl kurioseste der Medizingeschichte: eine Frau, die sich – um den ersehnten Beruf ausführen und als Ärztin arbeiten zu können – über 50 Jahre lang als Mann ausgab. Erst spätere Forschungen erbrachten, dass es sich bei James Barry wahrscheinlich um Margaret Ann Bulkley handelte, die Nichte eines bekannten irischen Künstlers und Kunstprofessors an der Royal Academy in London, der ebenfalls James Barry hieß. Zu ihm waren Mutter und Tochter Bulkley vom nordirischen Belfast nach London gezogen, nachdem Margaret Anns Vater, ein irischer Kolonialwarenhändler, wegen Schulden ins Gefängnis gekommen war. Mutter und Onkel, so scheint es, förderten die kleine Margaret nach Kräften, denn nach dem Tod des Künstlers im Jahr 1806 reifte der Entschluss, der Tochter ein Universitätsstudium zu ermöglichen. Keine britische Universität jedoch ließ junge Mädchen und Frauen zu. 1809 reisten Margaret und ihre Mutter nach Edinburgh in Schottland. Im gleichen Jahr traf ein Brief – Absender war ein gewisser James Barry – beim Anwalt der Familie mit

James Barry mit seinem Hund »Psyche« und seinem Diener »Black John«. Kingston, Jamaica, um 1860.

James Barry reiste als britischer Armeearzt weit umher und war unter anderem in Indien, Südafrika, Trinidad und Malta stationiert. Rechts: Chirurgisches Besteck aus dem 18. Jahrhundert, England.

folgendem Wortlaut ein: »Es war sehr nützlich für Mrs Bulkley (meine Tante), einen Gentleman dabei zu haben, der auf der Schiffsreise und in dem fremden Land half.« Vermutlich fand auf der Überfahrt der Rollentausch statt, der Margaret im gleichen Jahr einen Platz an der University of Edinburgh ermöglichte, wo sie sich für Medizin und Literatur einschrieb, finanziell gefördert wahrscheinlich von liberalen Freunden der Familie.

Margaret schloss ihr Examen drei Jahre später mit hervorragenden Leistungen und einer Dissertation über die Behandlung von Hernien – Leistenbruch – ab, in der sie den Stand der Forschung ebenso behandelte wie die verschiedenen Therapien von Hausmitteln bis hin zu chirurgischen Eingriffen.

Die britische Armee suchte damals dringend Ärzte; Margaret blieb bei ihrer Verkleidung, bewarb sich 1813 als James Barry und wurde angenommen. Sie arbeitete zunächst in Indien, später in Südafrika. Sehr bald genoss sie einen erstklassigen Ruf als Chirurg, führte zum Beispiel den ersten erfolgreichen Kaiserschnitt durch. 1828 verließ Margaret alias James Kapstadt und war danach auf Mauritius, Trinidad, Malta, Korfu und im Krimkrieg tätig – wo sie Florence Nightingale begegnete und angeblich heftig mit ihr stritt. Es folgten Jamaika und Kanada. In Westindien wurde sie zum »Principal Medical Officer« ernannt, auf Malta später zum »Inspector General of Hospitals«. Barry führte verschiedene Gesundheitsreformen durch, setzte sich für bessere Kranken- und Gefangenenkost, höhere Hygienestandards und die genaue Einhaltung der Dosierungsvorschriften bei Medikamenten ein, engagierte sich für bessere Bedingungen für weibliche Patienten, Farbige und Gefangene, in besonderem Maße auch für Leprakranke und psychisch Kranke.

Die Frau, die sich als Mann verkleidete, die angeblich in aller Heimlichkeit sogar ein Kind geboren haben soll, von dem jedoch jede Spur fehlt, absolvierte eine steile Karriere in dem wohl rauesten Bereich der Medizin, der Feldchirurgie, erreichte als Armeearzt die höchste nur mögliche Stufe, den Posten eines »Inspector General of H.M. Army Hospitals«. Sie stellte unter Beweis, welche hohe Anerkennung eine Frau in der Medizin des 18. und 19. Jahrhunderts finden konnte – wenn sie bereit war, ihre wahre Identität zu verbergen.

Elizabeth Blackwell
1821–1910 ENGLAND/USA

Dass Elizabeth Blackwell als erste Frau in der westlichen Welt offiziell Medizin studieren durfte, hatte sie vor allem dem Umstand zu verdanken, dass eine Gruppe Studenten ihre Bitte, an den Vorlesungen teilzunehmen, für einen Witz hielt. In schallendes Gelächter brachen sie aus, als der Aufnahmeantrag der jungen Frau vorgelesen wurde, stimmten johlend mit Ja; die ganze Situation, so erinnerte sich ein Student später, sei »höchst spaßhaft« gewesen und habe zu »lärmendem Beifall« geführt. Nein, dass eine Frau hier auftauchen würde, konnte man sich beim besten Willen nicht vorstellen, so etwas hatte es noch nie gegeben und würde es auch nie geben, man konnte also ebenso gut für die

---

Die chirurgische Abteilung des New Hospital for Women in London. Gemeinsam mit Florence Nightingale bildete Elizabeth Blackwell dort an der angegliederten School of Medicine for Women Krankenschwestern und Ärztinnen aus.

Elizabeth Blackwell durfte als erste Frau in der westlichen Welt offiziell Medizin studieren.

Zulassung votieren. Die Leitung des Geneva College reagierte irritiert, war sie sich doch hundertprozentig sicher gewesen, dass die Studenten den Antrag ablehnen würden, sonst hätte man die Entscheidung ja wohl nicht den jungen Leuten überlassen. Was nun, wenn diese junge Frau aus Cincinnati tatsächlich kam?

Über Ländergrenzen hinweg bewundert

Sie kam. Überglücklich über die einzige positive Antwort neben den Absagen sämtlicher Colleges in den Nordstaaten der USA – in den Südstaaten hatte sie sich als überzeugte Gegnerin der Sklaverei nicht beworben –, packte Elizabeth Blackwell, mittlerweile 26 Jahre alt, ihre Koffer und reiste nach New York. Im Geneva College zeigte sie den verdutzten Studenten, Dozenten und Administratoren ihre Zulassung und setzte sich in den Hörsaal. Zwei Jahre später legte sie als Klassenbeste ihr Examen ab – ein wiederum so außergewöhnliches Ereignis, dass es weit über die amerikanischen Grenzen hinaus wahrgenommen wurde. Das englische Satiremagazin *Punch* würdigte es sogar mit einem Gedicht:

»*Young ladies all, of every clime*
Especially of Britain
Who wholly occupy your time
In novels or in knitting'
Whose highest skill is but to play
Sing, dance, or French to clack well,
Reflect on the example, pray
Of excellent Miss Blackwell!«

Der Wunsch, Medizin zu studieren und insbesondere als Frauenärztin zu arbeiten, wurde bei Elizabeth geweckt, als eine Freundin der Familie starb – vermutlich an einer Unterleibserkrankungen – und ihr auf dem Sterbebett versicherte, sie hätte nicht so viel leiden müssen, wäre sie von einer Frau behandelt worden. Wie viel lieber hätte sie sich zudem einer Frau anvertraut – und was für eine gute Ärztin würde Elizabeth abgeben.

Geboren wurde Elizabeth Blackwell 1821 als drittes von insgesamt neun Kindern nahe der englischen Stadt Bristol, von wo die Familie 1832 in die Vereinigten Staaten zog. Schon früh hatte Elizabeth gelernt, für eigene Überzeugungen einzustehen. Ihre Eltern, schon immer politisch stark engagiert, setzten sich für die Frauenrechte und gegen die Sklaverei ein. So leitete die Mutter nach dem frühen Tod ihres Mannes eine Privatschule für Farbige, in der Elizabeth wie auch ihre beiden Schwestern Anna und Marianne mitarbeiteten. Auch die Brüder folgten dem Beispiel der Eltern; Samuel und Henry sollten später Sozialreformen einleiten. Samuel heiratete die erste amerikanische Pastorin, Henry die bekannte Frauenrechtlerin Lucy Stone, die als erste Frau in Amerika nach der Hochzeit ihren Mädchennamen behielt. Eine außergewöhnlich engagierte Familie also, die sich auf vielfache Weise gegen soziale Ungerechtigkeit einsetzte. Dies galt auch für Elizabeth: Empfand sie ihren Wunsch zu studieren zunächst noch als ein persönliches Anliegen, so wurde daraus für sie mit jeder weiteren Absage, die sie erhielt, eine Angelegenheit von gesellschaftspolitischer Bedeutung. Nicht mehr nur für ihre eigene Zulassung wollte sie kämpfen, sondern für das Recht auch anderer Frauen auf höhere Bildung.

ÄRZTINNEN *Elizabeth Blackwell*

Die Zeichnung zeigt die Ausspülung des Magens, wie sie zur Zeit Elizabeth Blackwells üblich war.

»Der Gedanke, einen Doktorgrad zu erwerben, nahm langsam den Charakter eines großen moralischen Feldzuges an – und dieser moralische Kampf übte eine große Anziehungskraft auf mich aus.« Ihr persönlicher Berufswunsch war unweigerlich zur »Frage von Gerechtigkeit und Vernunft« geworden, zu einem »Kampf, der bei Tageslicht ausgetragen werden muss, mit öffentlicher Zustimmung«. Sie führte diesen Kampf jedoch noch nicht lautstark, wie später die radikalen Sufragetten, sondern, wie es heißt, zurückhaltend und damenhaft, voller Würde und mit strengen moralischen Grundsätzen.

Das Ziel, Frauenärztin zu werden, verfestigte sich während des Studiums, vor allem, nachdem Elizabeth an zahlreichen von Männern durchgeführten gynäkologischen Untersuchungen teilgenommen hatte: »Es war eine schreckliche Entblößung und für jede Frau erniedrigend, einer solchen Tortur ausgesetzt zu sein.« Insbesondere ein Praktikum auf der Frauenstation für Syphiliskranke in einem Armenhaus hatte ihr katastrophale Zustände vor Augen geführt und bestärkte sie in ihrem Wunsch. Hier sah sie ihren Arbeitsbereich. Hier wollte sie Abhilfe schaffen.

Doch bis es so weit war, musste Elizabeth noch einen beschwerlichen Weg gehen. Als sie 1849 nach Paris ging, dem Zentrum von Geburtshilfe und Frauenheilkunde in Europa, um ihr Wissen in diesen Bereichen zu vertiefen, wurde ihr amerikanischer Doktortitel nicht anerkannt. Kurzerhand schrieb sie sich als Hebammenschülerin an der berühmten La Maternité ein und begann, einen geburtshilflichen Intensivkurs zu belegen. Nur vier Monate später infizierte sie sich jedoch während einer Operation bei einem syphiliskranken Säugling, erblindete und musste von nun an ein Glasauge tragen.

Bekanntschaft mit Florence Nightingale

Die nächste Station war England. Hier hospitierte sie am St. Bartholomew's Hospital und lernte die nur ein Jahr ältere Florence Nightingale kennen, die wie sie für die offizielle Anerkennung von Frauen in der Medizin

Susan La Flesche Picotte 1865–1915 USA

Susan La Flesche Picotte, die Tochter des Häuptlings Iron Eyes und seiner Frau One Woman, war die erste Indianerin Nordamerikas, die ein staatliches Stipendium erhielt und ein medizinisches College besuchte. Sie arbeitete zunächst als Lehrerin, wurde aber von der Ethnologin Alice Fletcher ermutigt, ihren eigentlichen Berufswunsch zu verwirklichen: Seit Susan als kleines Mädchen gesehen hatte, wie eine Indianerin starb, weil ein weißer Arzt ihr die Behandlung verweigerte, träumte sie davon, Ärztin werden. Nach dem Studium am Woman's Medical College of Pennsylvania mit dem Abschluss als Klassenbeste kehrte sie zurück in das Omaha-Reservat in Nebraska, wo sie aufgewachsen war und künftig für die medizinische Versorgung von 1200 Personen verantwortlich zeichnete. Sie engagierte sich unter anderem für ein Alkoholverbot im Reservat und eröffnete zwei Jahre vor ihrem Tod dort auch ein Krankenhaus.

Das New Hospital for Women, um 1916.

eintrat und sich kurz zuvor in Deutschland in der Krankenpflege hatte ausbilden lassen. Nightingale beeinflusste Elizabeth nachhaltig für ihr gesamtes Leben, indem sie ihr die enorme Bedeutung von Gesundheitspflege und Hygiene verdeutlichte – schließlich gab es zu dieser Zeit keine Desinfektionsmittel, keine Sterilisation, keine Antibiotika, keine Betäubungsmittel. Die Zustände in den medizinischen Einrichtungen waren geradezu barbarisch. Übrigens auch ein Argument der Gegner des Frauenstudiums, die betonten, dass eben diese Situation für das zartbesaitete weibliche Geschlecht unzumutbar sei. Blackwell und Nightingale konterten, dass es gerade die Frauen seien, die diese Zustände ändern könnten, da sie über mehr Sensibilität, mehr Mitgefühl und mehr Fürsorglichkeit verfügten. Deshalb seien sie im Medizinbetrieb unentbehrlich.

Wieder in New York, wurde das Leben für Elizabeth nicht einfacher. Weder fand sie eine Anstellung noch wurden ihr Praxisräume vermietet. Die Vorurteile gegenüber der ersten Ärztin bestanden nach wie vor. Nicht nur bei den männlichen Kollegen, sondern auch bei den Patientinnen und Patienten, die nicht so recht daran glaubten, dass eine Frau ihnen helfen könne. Elizabeth aber gab nicht auf, sie schrieb und hielt öffentliche Vorträge über Hygiene und Gesundheitspflege.

1853 eröffnete sie eine kleine Ambulanz in einem der ärmeren Viertel von New York City, in Lower Manhatten. Und so war es vor allem die Not, die die Frauen zu ihr kommen ließ, auch, weil der Praxis eine Armenapotheke angegliedert war. Besser umsonst oder für wenig Geld von einer Frau behandelt werden als gar nicht. Als die Behandlungen Erfolg zeigten und dies sich herumsprach, mehrten sich die Patienten. Die Praxis begann zu florieren – endlich. »Die ersten sieben Jahre des New Yorker Lebens waren Jahre voller sehr schwieriger Arbeit, wenngleich es auch langsam bergauf ging [...] Die Patientinnen kamen nur sehr langsam, um mich zu konsultieren. Ich hatte keinen Mitstreiter oder Kollegen, der Ärztestand war distanziert und die Gesellschaft hatte kein Vertrauen in diese Erneuerung. Unverschämte Briefe kamen mit der Post, meine finanzielle Situation war eine Quelle anhaltender Sorge«, erinnerte sich Elizabeth später. Auch hier, in den Armenvierteln New

ÄRZTINNEN *Elizabeth Blackwell*

Links: Stethometer aus dem 19. Jahrhundert. Mit einem solchen Gerät wurde die Brustkorberhebung beim Atmen gemessen.

Yorks, nahm die Gesundheitserziehung einen besonderen Raum in ihrer Arbeit ein, klärte sie Mütter und Frauen über die Bedeutung von Sauberkeit, frischer Luft und Bewegung auf, damit ihre Kinder gar nicht erst krank würden. 1854 adoptierte sie ein siebenjähriges Mädchen irischer Abstammung.

Mittlerweile hatte Elizabeths jüngere Schwester Emily ebenfalls Medizin studiert, am Rush Medical College in Chicago, zudem in Europa klinische Erfahrungen gesammelt. Aus Deutschland, von der renommierten Berliner Charité, war die Hebamme Marie Zakrzewska dazugestoßen, die – ermutigt von Elizabeth Blackwell – als eine der ersten Frauen von 1854 bis 1856 in Cleveland Medizin studiert hatte. Mit Spendengeldern erwarb Elizabeth ein Haus in der Nähe der Brooklyn Bridge und eröffnete hier gemeinsam mit Emily und Marie feierlich am 12. Mai 1857, dem Geburtstag von Florence Nightingale, das erste Frauen- und Kinderkrankenhaus in New York City, das New York Infirmary for Women and Children, das sich auch heute noch als New York Downtown Hospital stolz auf Elizabeth Blackwell bezieht. Finanziell und ideell unterstützt wurde das Krankenhaus mit seinen anfangs 16 Betten vor allem von liberalen, reformerischen und feministischen Gruppen – auch dann, wenn etwas schiefging, so z.B., als die erste Patientin an Kindbettfieber verstarb und ihre Verwandten auf der Straße proklamierten, die *lady doctors* brächten ihre Patienten um. Mit der Zeit jedoch etablierte sich auch das Krankenhaus, wie zuvor die Praxis Blackwells. Es diente zudem als Hospitationsmöglichkeit und praktische Ausbildungsstätte für all die Frauen, die sich in medizinischen Berufen ausbilden ließen, jedoch Schwierigkeiten begegneten, wenn sie in medizinischen Einrichtungen praktische Erfahrungen sammeln wollten.

»Vorbeugen ist besser als heilen«

Elizabeth übergab die Leitung des Krankenhauses Emily und Marie. Sie selbst ging zurück nach England, um dort von den Entwicklungen des Frauenstudiums in den USA zu berichten und zahlreiche öffentliche Vorträge zur Gesundheitserziehung zu halten, ihrem mittlerweile zentralen Anliegen. 1859 wurde Elizabeth als erste Frau in das »British Medical Register« aufgenommen, ein deutliches Zeichen ihrer Anerkennung. Wieder zurück in den USA, gründete auch sie 1868 ein dem Krankenhaus angegliedertes Frauencollege, das Woman's Medical College of the New York Infirmary, an dem Frauen Medizin studieren konnten. Anders als die überzeugten Frauenrechtlerinnen befürwortete sie die gemeinsame Ausbildung mit männlichen Studenten, welche jedoch zu diesem Zeitpunkt noch nicht in Sicht war. Elizabeth selbst übernahm die Professur für Hygiene. Auch das College wurde, wie zuvor Praxis und Klinik – als neue Einrichtung mit größtem Misstrauen beobachtet. Möglicher Kritik an der Qualität der Ausbildung beugte Elizabeth vor, indem sie die Anforderungen im Vergleich zu bestehenden Colleges deutlich erhöhte. Es gab besonders strenge Zulassungs- und Abschlussprüfungen, und auch die Studienzeit erhöhte sie statt der üblichen drei Jahre auf vier Jahre. Wer all das auf sich nahm, fand hier jedoch einen geschützten Raum.

Ein Jahr später gab Elizabeth auch die Leitung des Colleges an ihre Schwester ab und ging – nun endgültig – wieder nach England, um sich hier verstärkt der öffentlichen Gesundheitsfürsorge zuzuwenden. »Die frühe Pionierarbeit in Amerika war beendet«, schrieb sie später, in England aber gab es noch viel zu tun. Elizabeth – von ihr stammt der berühmte Spruch »Vorbeugen ist besser als heilen« – wurde eine große Verfechterin der Prävention. 1871 war sie an der Gründung der »National Health Society«, dem Vorläufer des heutigen britischen Gesundheitsdienstes, beteiligt, der sich in besonderem Maße der gesundheitlichen Aufklärung, der Gesundheitsfürsorge und Gesundheitserziehung widmete. Gemeinsam mit Florence Nightingale lehrte sie an der 1874 von Sophia Jex-Blake gegründeten London School of Medicine for Women, erhielt hier den Lehrstuhl für Gynäkologie. Sie schrieb zahlreiche Bücher und Artikel.

Anführerin einer mutigen Bewegung

1899, dreißig Jahre nach seiner Gründung, schloss das Woman's Medical College of the New York Infirmary seine Pforten. Anlass dafür war die erfreuliche Tatsache, dass es Frauen nunmehr an einem regulären College in New York offiziell gestattet war, Medizin zu studieren. Über fünfzig Jahre hatte Elizabeth für das Frauenstudium gekämpft, im Alleingang immer neue Türen aufgestoßen und Wege gebahnt, in ihrem Schutz hatten die Ärztinnen der zweiten Generation studieren können. 1910, als sie hochbetagt in Schottland starb, waren in den Vereinigten Staaten von Amerika bereits 7000 Frau-

Medizinstudentinnen während eines Anatomiekurses beim Sezieren einer präparierten Leiche, 1910.

en ihrem Beispiel gefolgt und als Ärztinnen anerkannt. Marie Zakrzewska beschrieb die mutige Ärztin als die »Anführerin der Bewegung, weil sie die Energie, den Willen und das Talent dazu hatte« – und die tiefe Überzeugung, dass Frauen sich selbst von den Fesseln der Vorurteile ihnen gegenüber befreien müssten.

Matilda Arabella Evans 1872 – 1935 USA

Matilda Arabella Evans war zwar nicht die erste Afroamerikanerin, die in den USA Medizin studierte, dies tat Rebecca Lee Crumpler (1831–1895), aber eine nicht minder eindrucksvolle Persönlichkeit. Nachdem sie das Woman's Medical College of Pennsylvania absolviert hatte, arbeitete die erste afroamerikanische Ärztin von South Carolina auf den Gebieten der Frauenheilkunde, Kinderheilkunde, Allgemeinmedizin und Chirurgie. Sie versorgte und pflegte die Patienten zunächst in ihrem eigenen Haus, gründete dann 1901 das Taylor Lane Hospital, das erste Krankenhaus in Columbia für Farbige. Darüber hinaus engagierte sie sich in der Gesundheitsaufklärung von afroamerikanischen Schulkindern und Familien in ganz South Carolina, baute dafür die »Negro Health Association of South Carolina« auf und gründete die Wochenzeitung *The Negro Health Journal of South Carolina*.

Henriette Hirschfeld-Tiburtius
1834–1911 DEUTSCHLAND/USA

Als Henriette Hirschfeld, geborene Pagelsen, 1862 ihre Koffer packte, um zu einer Freundin nach Berlin zu fahren, blickte sie in eine ungewisse Zukunft. Zwei Jahre zuvor hatte sie ihren Mann verlassen, einen trunksüchtigen Gutsbesitzer, mit dem die Pastorentochter von der Insel Sylt mit neunzehn Jahren verheiratet worden war. Wie üblich für die Frauen ihrer Zeit, konnte sie weder einen Schulabschluss noch eine Berufsausbildung vorweisen, und so gab es für sie kaum Möglichkeiten, ihren Lebensunterhalt zu verdienen. Gesellschafterin oder Lehrerin zu werden, dazu hatte sie keine große Lust, nicht zuletzt wegen ihres Unabhängigkeitssinns, »dem Unterordnung nicht leicht wurde«, wie sie selbst schrieb.

1866 fiel der 32-jährigen, mittlerweile geschiedenen Henriette eine Zeitung in die Hände, in der von Elizabeth und Emily Blackwell, den beiden ersten Ärztinnen Amerikas, berichtet wurde, die sich auf eigene Faust bei unterschiedlichen amerikanischen Colleges für ein Medizinstudium beworben hatten. Diese Geschichte beeindruckte Henriette zutiefst. Sie selbst hatte schon als Kind Zahnärztin werden wollen – »während ich im Behandlungsstuhl des Zahnarztes saß, ohne viel Erleichterung zu bekommen, entstand der Herzenswunsch, diese Materie selbst zu verstehen« –, diesen Traum jedoch aufgegeben, da in Deutschland noch nie eine Frau offiziell Medizin, geschweige denn das »grobschlächtige Handwerk« Zahnmedizin studiert hatte.

In Amerika aber, so versprach der Zeitungsartikel, war alles einfacher. Und so beschloss Henriette, in die USA zu reisen und dort ihr Glück zu versuchen. Ein amerikanischer Zahnarzt aus Berlin empfahl ihr die Universität in Pennsylvania, außerdem, sich im Vorfeld ihrer Reise um eine deutsche Anerkennung der amerikanischen Approbation zu bemühen. Unzählige zuerst aussichtslos scheinende Gänge ins Ministerium, Eingaben und Audienzen folgten. Das zuständige Ministerium hatte nicht gerade den Ruf, Neuerungen gegenüber aufgeschlossen zu sein, und so war es nur der Beharrlichkeit Henriettes zu verdanken, dass sie schließlich ein entsprechendes Schreiben erhielt, in dem ihr bescheinigt wurde, in Deutschland nach dem Besuch eines »in gutem Ruf stehenden Colleges« praktizieren zu dürfen.

Für ein Jahr begab sich Henriette Hirschfeld als Praktikantin in eine Berliner Zahnarztpraxis und bereitete ihre große Reise vor; im Herbst 1867 dann überquerte sie auf der »Allemannia« den Atlantik. Das Geld für die Überfahrt von Hamburg nach New York hatten ihr Freunde geliehen, zu denen auch Adolf Lette gehörte, ein Befürworter der Frauenbildung und Gründer des Berliner »Lette-Vereins zur Förderung der höheren Frauenbildung und Erwerbstätigkeit des weiblichen Geschlechts«.

Eine kleine Sensation

Gute zwei Wochen später traf Henriette in Philadelphia ein. Dort aber war von einem Zahnmedizinstudium für Frauen keine Rede. Der Dekan der zahnmedizinischen Fakultät lehnte ihren Antrag auf Zulassung ab, willigte jedoch ein, ihn noch vier anderen Professoren vorzulegen. Henriette trug daraufhin jedem ihr Anliegen vor – in radebrechendem Englisch. Beim vierten hatte sie endlich Glück – Dr. Truman war mit einer Frau-

---

Oben: Porträt der Zahnärztin Henriette Hirschfeld-Tiburtius aus dem Jahr 1869, Holzstich

Typischer Zahnarztstuhl zu Beginn des 20. Jahrhunderts.

enrechtlerin verheiratet und hegte durchaus Sympathien für Henriettes Vorhaben. In der Fakultät fand daraufhin eine hitzige Debatte statt, in der sich Truman für das Frauenstudium einsetzte, ein anderer Professor sich jedoch strikt weigerte, jemals eine Frau zu unterrichten. Dass am Ende der Diskussion tatsächlich beschlossen wurde, Henriette einen Versuch zu gestatten, war eine kleine Sensation, auch für die anderen Studenten.

»Little Mother of the Class«

Henriette hatte sich viel vorgenommen. Sie sprach kaum Englisch, konnte bis dahin kein Latein und verstand auch von den Unterrichtsfächern – Naturwissenschaften, Pharmakologie, Anatomie, Physiologie, Zahnheilkunde – sowie den technischen Laborarbeiten nicht allzu viel. Dennoch ließ sie sich nicht entmutigen, lernte fleißig und machte gute Fortschritte. Schon bald galt sie unter den männlichen Kommilitonen als »little mother of the class«.

Zwei Jahre später schloss sie das Studium erfolgreich ab und kehrte zurück nach Berlin, wo sie im Zentrum der Stadt ein »Zahnatelier« eröffnete. Sie behandelte vor allem Frauen und Kinder und erwarb sich bald einen hervorragenden Ruf, wurde gar zur Hofärztin von Kronprinzessin Viktoria. Auch das private Glück ließ nicht mehr auf sich warten. Sie heiratete ihren langjährigen Freund, den Arzt Karl Tiburtius, bekam noch mit über vierzig zwei Kinder, blieb jedoch weiterhin berufstätig. Darüber hinaus engagierte sie sich für die Armen der Stadt, gründete gemeinsam mit ihrer Schwägerin Franziska Tiburtius eine Poliklinik sowie eine »Pflegeanstalt für Frauen«. Und sie arbeitete aktiv in der bürgerlichen Frauenbewegung mit, denn das eigene Leben selbst in die Hand zu nehmen war Henriette Hirschfeld-Tiburtius ein wichtiges Anliegen. Sie rief dazu auf, »sich nicht damit [zu] begnügen, über die mannigfachen Uebelstände in der menschlichen Gesellschaft zu lamentieren, oder auf eine wunderbare, im Schlaf sich vollziehende Bekehrung der verderbten Welt zu hoffen«, sondern sich damit zu beschäftigen, was »man mit dem Vorhandenen thun« kann, »um bessere Zustände herbeizuführen«.

ÄRZTINNEN *Henriette Hirschfeld-Tiburtius*

Sophia Jex-Blake
1840–1912 ENGLAND/SCHOTTLAND

Alle Ärztinnen der ersten Generation mussten erhebliche Schwierigkeiten überwinden, bevor sie ihren Traumberuf ergreifen konnten, aber nur wenige gingen durch einen solch erbitterten und anhaltenden Kampf wie Sophia Jex-Blake. Für sie wurde dieser Kampf zur Lebensaufgabe, den sie mit wortgewaltigen Reden, zahlreichen Klagen und öffentlichen Protesten ausfocht und durch den sie letztlich den Weg ebnete für die Frauen, die nach ihr kamen. Gegen alle Widerstände erreichte sie mit sieben Mitstreiterinnen, dass Frauen in zahlreichen Universitäten Großbritanniens ab 1875 zum Studium zugelassen wurden.

Von der Möglichkeit eines Frauenstudiums hatte Sophia – in manchen Quellen wird sie auch Sophie genannt – auf einer Reise in die USA erfahren. Umgehend war sie 1868, als Elizabeth Blackwell ihr Woman's Medical College of the New York Infirmary eröffnete, nach New York gereist und hatte sich erfolgreich um einen Studienplatz beworben. Dann aber, nur wenige Wochen nach Studienbeginn, starb ihr Vater, und sie kehrte nach England zurück, um ihrer Mutter beizustehen. Ein Aus ihres Berufswunsches bedeutete dies jedoch nicht. Im Gegenteil, Blackwells Erfolg spornte sie an.

Als sich Sophia an der Universität Edinburgh bewarb, wies der Dekan sie mit der Begründung ab, für *eine* Frau alleine schicke sich das Studium unter Männern nicht. Sophia sammelte daraufhin einige Frauen um sich, die ebenfalls Medizin studieren wollten, und konnte so das Argument des Dekans entkräften. Wohl oder übel musste er die Frauen nun zulassen, auch wenn bereits 180 Stu-

Zu Beginn des 20. Jahrhunderts drängten die Frauen zur Anmeldung zum Medizinstudium. Hier allerdings handelt es sich um eine Aufnahme einer Ambulanz in London, um 1916.

denten in einer Petition Widerspruch eingelegt hatten. Die jungen Frauen durften studieren, allerdings nur in separaten Räumen und nur bei Dozenten, die sich dazu auch bereit erklärten. Da die Bezahlung der Lehrkräfte maßgeblich über die Vorlesungsgebühren der Studenten bestritten wurde, bedeutete dieses Arrangement, dass jede Einzelne der Frauen sehr viel höhere Studiengelder zu zahlen hatte als ihre männlichen Kommilitonen.

»Wenn sie einen Mann finden könnten, würden sie nie und nimmer studieren«

Den Vorurteilen und dem Misstrauen begegneten die Frauen um Sophia während des Studiums von Beginn an mit besonders guten Leistungen – die jedoch ignoriert wurden. Als eine von ihnen, Edith Pechey, die Chemieprüfungen als Beste bestand, hätten ihr traditionell sowohl die Hope-Medaille als auch ein Stipendium zugestanden. Der verantwortliche Professor der »Royal Medical Society«, Mr Brown, verlieh die begehrte Medaille jedoch dem männlichen Prüfling, der nach Edith als Zweitbester abgeschnitten hatte. Die Entrüstung über diese Entscheidung war groß, unter den Studentinnen, aber auch in der Öffentlichkeit, die den Kampf der Frauen hinter den Mauern der ehrwürdigen Edinburgher Universität aufmerksam verfolgte. Selbst in London wurde der Vorfall bekannt und führte zur Veröffentlichung eines wütenden Gedichtes:

Shame upon thee, great Edina!
Shame upon thee, thou hast done
Dee unjust, that makes our blushes
flame as flames the setting sun.
You have wrong'd an earnest maiden,
though you gave her honours crown,
And eternal shame must linger
round your name, Professor Brown.

And I blush today on hearing
how they've treated you, Miss P.,
How that wretched old Senatus
has back'd up Professor B.
Ah! The 'Modern Athens' surely
must have grown a scurvy place,
And the »Varsity degraded
to incur such dire disgrace.«

Auch im *Daily Review* wurde die Entscheidung der »Royal Medical Society« zynisch kommentiert: »Und nun hat es den Anschein, dass das unterlegene Geschlecht sich über unsere gesalbten Häupter hinwegsetzt und unsere Stipendien gewinnt. [...] Wir brauchen ein Gesetz, das das überlegene Geschlecht schützt.«

Die Fronten verhärteten sich. Ein besonders erbitterter Gegner des Frauenstudiums war Professor Christison, der in allen Gremien saß, die über das Wohl und die Zukunft der Studentinnen zu entscheiden hatte. Christison fungierte als Hausarzt von Königin Viktoria, wenn diese in Schottland weilte. Und so verbreitete er bei allen anstehenden Entscheidungen lautstark, er wisse aus erster Hand, dass die Queen selbst das Frauenstudium zutiefst missbillige.

Zum Eklat, der als »The Surgeons' Hall Riot« bekannt wurde, kam es am 18. November 1870 anlässlich der Abschlussprüfung in Anatomie. Als die sieben Studentinnen bei dem Anatomiegebäude ankamen, wartete dort eine große Anzahl protestierender Studenten und Schaulustiger, die ihnen den Zutritt verwehrten, sie mit Dreck bewarfen und beschimpften. »Wenn sie einen Mann finden könnten, würden sie nie und nimmer studieren ...«, war dabei einer der milderen verbalen An-

griffe, so Jex-Blake später. Nur mithilfe eines mutigen Medizinstudenten gelangten die Frauen ins Gebäude und konnten hier ihr Examen ablegen, während vor den Fenstern die Menge tobte, pfiff und schrie. Die Tür ging auf, ein wildes Schaf wurde hineingetrieben, mit dem Ausruf, ab jetzt seien niedere Tiere ja wohl nicht mehr vom Anatomieunterricht ausgeschlossen.

Den beiden Dozenten, zwei älteren Herren, die das Frauenstudium durchaus befürworteten, war dieser Tumult mehr als unangenehm. Sie schlugen den Frauen vor, nach der Prüfung das Gebäude unauffällig durch eine Hintertür zu verlassen. Das aber war mit einer Sophia Jex-Blake nicht zu machen. Sie bestand darauf, erhobenen Hauptes direkt durch die aufgebrachte Menge zu gehen, und forderte von den Dozenten und den anwesenden Mitarbeitern der Fakultät, öffentlich ihre Loyalität zu demonstrieren und sie zu eskortieren.

Startschuss für die Zulassung von Frauen zum Medizinstudium

In der »Royal Medical Society of Edinburgh« stieß dieser Vorfall nicht etwa auf Kritik, im Gegenteil, man sympathisierte mit der demonstrierenden Meute – sollten diese aufsässigen Frauen doch froh sein, dass sie überhaupt zugelassen waren, und nicht immer wieder die offene Auseinandersetzung suchen.

Genau das aber tat Sophia Jex-Blake. Sie ließ es sich nicht nehmen, den Anführer der Aktion vor Surgeons Hall zu benennen, in aller Öffentlichkeit. Es war kein Geringerer als der Assistent von Professor Christison, Edward Craig. Craig klagte Sophia daraufhin der üblen Nachrede an, sie wurde für schuldig befunden, konnte jedoch mit einer flammenden Rede Anhänger und Freunde für sich gewinnen und ging als heimliche Siegerin aus dem Verfahren.

Der schottischen Universität waren diese Frauen derweil mehr als lästig. »Ich gebe zu …, dass wie wir überfallen werden von den Damen, zutiefst bedauert werden muss«, sagte einer ihrer Präsidenten. Professor Christison, der einflussreiche Gegner, verweigerte nicht nur selbst den Unterricht vor den Studentinnen, sondern

verbat auch jedem anderen Dozenten, den Unterricht in seinen Fächern zu übernehmen. Auch die Praktika im örtlichen Krankenhaus wurden den jungen Frauen aufgrund einer wiederum von männlichen Mitstudenten eingereichten Petition verwehrt. Dass es ihnen dennoch gelang, die notwendigen Praktika abzuleisten, verdankten die sieben dem Wohlwollen einzelner Ärzte, die sie unentgeltlich an den Wochenenden unterrichteten.

Gründung der London School of Medicine

Aber es kam noch schlimmer: Als das Studium sich dem Ende näherte, ließ die Universitätsleitung verlautbaren, den sieben Frauen könne kein offizieller Abschluss verliehen werden. Sophia legte gemeinsam mit ihren Mitstreiterinnen eine Klage gegen Kanzler und Senat der Universität ein. In erster Instanz gewann sie, dann jedoch legte die Universität Widerspruch ein, dem in

Elizabeth Garrett Anderson 1836–1917 England

Elizabeth Garrett Anderson, die erste Ärztin Englands, wurde durch die Begegnung mit Elizabeth Blackwell darin bestärkt, ihrem Berufswunsch zu folgen. Da die medizinischen Fakultäten keine Frauen aufnahmen, arbeitete sie zunächst in der Pflege und bildete sich autodidaktisch fort. Als sie bei einer Visite die Fragen des Arztes als Einzige richtig beantwortete, erhielt sie dafür nicht etwa Anerkennung, vielmehr führte dies zu ihrem Ausschluss. Dank einer Gesetzeslücke konnte Elizabeth aber später das Diplom der Gesellschaft für Apotheker erwerben, sich damit in das Medical Register eintragen lassen und eine kleine Praxis eröffnen. 1870 legte sie an der Sorbonne in Paris das ärztliche Examen ab und gründete zwei Jahre später das New Hospital for Women and Children. 1871 hatte sie geheiratet, doch wusste sie immer, Familie und Berufstätigkeit zu verbinden. Sie unterstützte Sophia Jex-Blake beim Aufbau des London Medical College for Women, als dessen Leiterin sie gewählt wurde und diesen Posten sie für zwanzig Jahre beibehielt.

Die Pionierinnen der weiblichen Ärzteschaft: Sie alle setzten sich trotz massiver Anfeindungen und Behinderungen durch und studierten als erste Frauen Medizin

zweiter Instanz 1873 stattgegeben wurde. Die Begründung: Die Rechtsgrundlage für ein Diplom an Frauen sei noch nicht gegeben, bereits die Zulassung sei nicht rechtens gewesen – und die Universität Edinburgh den Studentinnen von nun an in keiner Weise mehr verpflichtet.

Enttäuscht und verbittert standen die sieben Absolventinnen auf der Straße. Alles schien umsonst gewesen zu sein. Und doch – sie hatten öffentliches Interesse erregt, bis hin zum Parlament. Auf eine Anfrage der britischen Regierung 1875 an den »General Medical Council« antwortete dieser, Frauen könnten nicht prinzipiell vom Medizinstudium ausgeschlossen werden. Dies aber bedeutete den Startschuss für die Zulassung von Frauen für ein Medizinstudium an britischen Universitäten.

Sophia Jex-Blake war bereits aktiv geworden und hatte 1874 die London School of Medicine for Women gegründet, eine medizinische Hochschule, an der renommierte Dozenten unterrichteten, unter ihnen Florence Nightingale und Elizabeth Blackwell. Ihr Medizinstudium schloss sie Anfang 1877 in Bern ab, die Erlaubnis, selbst praktisch als Ärztin arbeiten zu dürfen, erwarb sie 1877 am King and Queen's College of Physicians in Ireland in Dublin, das als erste Einrichtung in Großbritannien nach dem Parlamentsbeschluss Frauen zu Prüfungen zuließ. Nachdem Sophia Jex-Blake in der von ihr gegründeten Schule nicht zur Leiterin gewählt wurde – überstimmt von Anhängern der weitaus sanftmütigeren Elizabeth Garrett-Anderson –, eröffnete sie in Edinburgh eine außerordentlich erfolgreiche private Praxis, in der sie für wenig Geld vor allem Frauen aus der Arbeiterschicht behandelte.

1894 ließ auch die Universität von Edinburgh Frauen offiziell zum Medizinstudium zu und bat die streitbare Wegbereiterin Sophia Jex-Blake, die hier einst mit Dreck beworfen wurde, als Ehrengast zu den Feierlichkeiten. Ihre Pionierarbeit, ihre Hartnäckigkeit, ihr Einsatz, ihre Wut und ihre Tränen hatten Früchte getragen, sie hatte einen Kampf ausgefochten, der ihr zur Lebensaufgabe geworden war: »Zu Beginn studierten wir, weil wir keinen Grund sahen, warum Frauen andere Frauen nicht medizinisch versorgen sollten. Aber als wir auf diese ungeahnten Abgründe moralischer Grobheit und Brutalität trafen, brannte sich die unauslöschliche Überzeugung in unseren Geist, dass sich Frauen angesichts dieser unglaublichen Zustände im Medizinerstand unter allen Umständen einen Zutritt zu diesem Bereich erzwingen *müssen*, für ihre Schwestern, die andernfalls diesen Rohlingen hilflos ausgeliefert wären.«

Nadeschda Prokofjewna Suslowa
1843–1918 RUSSLAND/SCHWEIZ

Die jungen russischen Studentinnen, die als Erste in Europa Medizin studierten, hatten vor allem eines im Sinn: Sie wollten die Welt verändern, nach ihrer Heimkehr zu Hause in Russland an der Entstehung einer besseren Gesellschaft mitarbeiten, einen besseren Menschen schaffen. Das nötige Handwerkszeug holten sie sich dort, wo Frauen zu dieser Zeit zum Medizinstudium zugelassen wurden: in der Schweiz. »Vom aufrichtigen Wunsch beseelt ihren Landsleuten als Ärztin oder Lehrerin zu helfen, sie auf eine höhere Zivilisationsstufe zu heben und zu revolutionieren, begründeten die oppositionellen jungen Russinnen – sozusagen nebenbei – in der Schweiz das moderne, internationale Frauenstudium«, so Franziska Rogger und Monika Bankowski in ihrem hervorragenden Buch »Ganz Europa blickt auf uns« über die russischen Pionierinnen in der Schweiz.

Vorreiterin dieser von Menschenliebe und Gesellschaftsutopie bewegten Frauen war die Russin Nadeschda Prokofjewna Suslowa, die als Allererste das Medizinstudium in Zürich aufnahm und erfolgreich abschloss – die erste Schweizerin folgte erst sieben Jahre später. Ihr Vater war ein freigelassener russischer Leibeigener und Bauer, der später als Laienheiler arbeitete. Seinem Vorbild getreu, wollte auch Nadeschda ihr Leben dem »Dienste der Menschheit« widmen. Sie träumte davon, in das arme und unterentwickelte Kirgisien zu gehen und dort für bessere soziale und hygienische Verhältnisse zu sorgen, für Bildung und Aufklärung. Den Anstoß, sich als Ärztin ausbilden zu lassen, hatte vermutlich eine literarische Vorlage gegeben: Nikolaj Tschernyschewskij ließ in seinem offiziell verbotenen Roman »Was tun?« die Romanheldin Vera Pawlowna Medizin studieren und zeichnete damit erstmalig das Bild einer Frau, die aktiv und selbstbestimmt an der Gestaltung einer neuen Gesellschaft mitwirkte. Warum es der Romanheldin nicht gleichtun?

Einen Traum verwirklichen

Dass ein Medizinstudium für Frauen bislang nicht üblich war, wusste Nadeschda durchaus, doch hielt sie dies nicht von ihren Plänen ab: »Nachdem ich diese Wahl getroffen hatte, strebte ich danach, mich dieser Sache voll und ganz zu widmen; auch der Gedanke, dass eine solche Aufgabe in ihrem ganzen Ausmaß nicht für Frauen vorgesehen war, konnte mich nicht davon abbringen.« So hospitierte sie nach dem Hauslehrerinnen-Diplom, dem Abschluss des einzigen höheren Studiengangs für Frauen in Russland, zunächst drei Jahre lang an der medizinisch-chirurgischen Akademie in Sankt Petersburg. Mehr jedoch war hier in Russland für sie nicht möglich. Um ihren Traum erfüllen zu können, musste sie sich anderweitig umschauen.

Die Zürcher Universität galt als besonders liberal, zudem gab es dort eine russische Kolonie. Und so reiste Nadeschda nach einem vergeblichen Anlauf in Paris 1865 nach Zürich und setzte sich in die Hörsäle, wenn Anatomie, Physiologie und Pathologie gelehrt wurde.

Links: Anatomisches Modell einer schwangeren Frau, Elfenbein, 18. Jahrhundert.

Seit einem Jahr waren hier Frauen als Gasthörerinnen zugelassen und so besuchten ab und zu Frauen medizinische Vorlesungen. Dass eine Frau jedoch kontinuierlich an medizinischen Lehrveranstaltungen teilnahm, war neu. Dabei fiel sie ihren Lehrern durchaus positiv auf. So schrieb Professor Eduard von Rindfleisch: »Nadjeschda Suslowa ... war in ihrem Auftreten so bescheiden, dass niemand den geringsten Anlass zu Klagen hatte, dabei überaus fleißig, bei der Herstellung mikroskopischer Präparate sehr geschickt, ihre Fragen und Antworten verrieten ein vollkommenes Verständnis dessen, worauf es ankam. Mit dieser Schülerin war ich also sehr zufrieden.«

Bereits 1867, also nur zwei Jahre später, meldete sich Nadeschda, gerade einmal 23 Jahre alt, zum Doktorexamen und legte ihre Dissertation vor. Rückwirkend wurde sie immatrikuliert, womit Frauen nun auch offiziell, und nicht nur als Gasthörerinnen, zum Studium zugelassen waren. Am 14. Dezember 1867 hielt die erste Frau, die ein reguläres Medizinstudium an einer europäischen Hochschule absolviert hatte, ihr Zeugnis in den Händen.

Nach ihrem Abschluss ging Nadeschda, die mittlerweile den Schweizer Augenarzt Friedrich Erismann geheiratet hatte, nach Petersburg, wo sie 1869 als erste Frau Russlands eine Praxis für Gynäkologie und Geburtshilfe eröffnete. Das jedoch erschien ihr, an die der treu ergebene Erismann schrieb: »Du bist der beste Mensch – aber Du bist auch der unglücklichste«, bald nicht mehr ausreichend zu sein im Einsatz für die Menschheit und die Erneuerung.

»Ich bin die Erste, aber nicht die Letzte. Nach mir werden Tausende kommen.«

Sie ließ sich von Erismann scheiden und zog schließlich mit ihrem zweiten Mann Alexander Golubew nach Aluschta, einen Ort am Schwarzen Meer. Dort bot sie den Armen unentgeltliche Behandlungen an und gründete darüber hinaus eine Schule, ein Gymnasium und ein Krankenhaus.

In einem Brief schrieb Nadeschda bereits während ihres Studiums nach Hause: »Ich bin die Erste, aber nicht die Letzte. Nach mir werden Tausende kommen.« Sie hatte recht. Der Damm war gebrochen. 1872 studierten bereits hundert Russinnen in der Schweiz. Die Kantonsbürger betrachteten diese Entwicklung zunächst irritiert; da die Russinnen jedoch nach einigen Semestern in ihre Heimat zurückkehrten und zudem Geld in die Stadt brachten, wurde nichts weiter unternommen. Und die Schweiz ging als das in dieser Hinsicht fortschrittlichste Land Europas in die Geschichte ein.

Ansicht der Universität Zürich, Fotopostkarte von 1922.

Hope Bridges Adams Lehmann

1855–1916
ENGLAND/DEUTSCHLAND

Die Frauenfrage ist die Männerfrage. Das war sie von jeher, das ist sie heute, das wird sie in aller Zukunft sein. ... Wie unzulänglich ist das Schlagwort ›Frauenfrage‹, wie töricht jede Betrachtung der Frau abseits vom Manne, wie aussichtslos jeder Befreiungskampf der Frau, der nicht den Mann mitbetrifft. Das Letzte ist eine Seite der sogenannten Frauenfrage, welche bisher wenig betont worden ist. Wir sprechen stets von den Fesseln, welche die Frau zersprengen muß, und es sind ihrer weiß Gott genug an Schwere und Menge. Aber muß denn nicht auch der Mann Fesseln zersprengen? Ist er nicht vorderhand in seiner Weise ebensowenig sozial, ebenso wenig den Anforderungen des Lebens angepaßt wie die Frau den ihren? Ist er nicht der Frau ebensowenig gewachsen wie sie ihm? Wird nicht er so gut wie sie vor die Aufgabe gestellt, Altes abzustreifen, Neues zu erwerben, sich mit ihr zu einem harmonischen Ganzen zu vereinen?« Die Frau, die dieses schrieb und als Erste in Deutschland das medizinische Staatsexamen ablegte, war vor allem eines: unglaublich modern. Vieles von dem, was Hope Bridges Adams Lehmann tat und schrieb, lässt an die Frauenbewegung der Sechziger- und Siebzigerjahre des 20. Jahrhunderts denken – und ereignete sich doch fast hundert Jahre zuvor. Auch die Bekämpfung von Krankheiten war für sie vor allem eine soziale und politische Frage. Sie setzte sich ein für die Rechte von Frauen, wollte sie bilden und aufklären, sie ermutigen, die Verantwortung für das eigene Leben und das ihrer Kinder selbst in die Hand zu nehmen. 1896, mit 41 Jahren, veröffentlichte sie ein weit über tausend Seiten starkes, zweibändiges »Frauenbuch«, für das die Frauen sie liebten und die Männer sie hassten.

Im ersten Band erhielten die Leserinnen eine grundlegende Einführung in die Medizin, der zweite Band hatte Sexualität und Frauenheilkunde zum Thema. Illustriert hatte Hope das Buch mit mehreren Hundert Abbildungen der entsprechenden Organe oder Krankheitssymptome, die von den bayerischen Medizinalräten des Kaiserreichs mit Befremden und Empörung aufgenommen wurden. Hope sprach von Frau zu Frau, sie kam ohne Umschweife auf den Punkt, verschaffte Zutritt zu einem medizinischen Fachbereich, der zuvor in besonderem Maße durch die Unwissenheit und Scham der Patientinnen, die Macht der Ärzte gekennzeichnet war.

Der 1898 erschienene Ratgeber »Die Gesundheit im Haus« von Hope Bridges Adams Lehmann. Eine ärztliche Anleitung für das Verhalten der Frau und Mutter im täglichen Leben und bei Frauenkrankheiten.

Hope Bridges Adams Lehmann, über deren Biografie wir dank der jahrelangen, geradezu kriminalistisch vorgenommenen Recherche der Medizinhistorikerin Marita Krauss sehr viel wissen, stammte ursprünglich aus England; sie wurde 1855 in Halliford bei London geboren. Ihr Vater war Ingenieur, Erfinder und Autor politischer Texte, ein abenteuerlustiger, visionärer und fantasievoller Mann, der mit Künstlern, Musikern, radikalen Politikern und Feministen, kurz: den reformerischen Kreisen Englands, verkehrte. Seine Tochter schickte er 15-jährig auf das Londoner Bedford College, eine der besten Adressen der Frauenbildung zu dieser Zeit. Hier erhielt sie Unterricht nicht nur in Sprachen – darunter Latein – und Literatur, sondern auch in den Naturwissenschaften und Mathematik.

Als Gasthörerin an der Universität Leipzig

1872 starb ihr Vater, der für Hope in vielen Dingen ein wichtiges Vorbild gewesen war, und so zogen Hope und ihre Mutter Ellen Adams nach Abschluss des Colleges nach Dresden und später nach Leipzig. Hier schrieb sich Hope 1876 als Gasthörerin für das Medizinstudium ein, was den Frauen erstmals in Deutschland an der dortigen medizinischen Fakultät seit 1873 möglich war.

Es gab noch eine zweite Gasthörerin, Marie Oertel aus Odessa, die später in der Schweiz ihr Studium fortsetzte. Vor jeder Lehrveranstaltung mussten die beiden jungen Frauen nun die Professoren um Erlaubnis bitten, daran teilzunehmen. Ihr Antrag auf offizielle Zulassung zum Physikum, dessen Bestehen Voraussetzung für das weitere Studium war, wurde abgelehnt; Hope und Marie durften jedoch inoffiziell an den Prüfungen teilnehmen und konnten, auch wenn ihre Ergebnisse nicht offiziell gewertet wurden, das Studium im Gasthörerstatus fortsetzen.

Ähnlich ging es weiter. Als Hope zwei Jahre später alle für das Staatsexamen erforderlichen Scheine und Nachweise gesammelt hatte, wurde sie auch zu diesem Examen, ohne das die Ausübung der ärztlichen Heilkunde in Deutschland nicht möglich war, offiziell nicht zugelassen. Verschiedene Versuche, eine Sondergenehmigung zu erhalten, blieben erfolglos: ein Brief des

---

Gemälde von Fedor Vasilevich Shapaev, »Die Landärztin«.

Hope Bridges Adams Lehmann in ihrer Praxis, 1901 – das früheste Bild einer deutschen Ärztin in ihrer Praxis.

britischen Konsuls – schließlich war sie Engländerin –, ebenso ein persönliches Gesuch der späteren deutschen Kaiserin Auguste Viktoria, der sie über private Kontakte ein Bittschreiben übermitteln konnte. Als Begründung hieß es, ihr fehle die »Vorbildung«, der Nachweis des deutschen Abiturs. Hope gab nicht auf und nahm 1880 wiederum inoffiziell an den schriftlichen und mündlichen Examensprüfungen der männlichen Studenten teil. Über die bestandenen Prüfungen erhielt sie schriftliche Nachweise, nicht mehr.

Als auch ihr Antrag, in Leipzig promovieren zu dürfen, abgelehnt wurde, ging Hope ins Ausland: In Bern promovierte sie 1880, hospitierte in Wien und London und legte dann in Dublin am King and Queen's College of Physicians in Ireland die Prüfung für die Zulassung als Ärztin in Großbritannien ab; einige Jahre zuvor hatte hier Sophia Jex-Blake ihre Approbation erhalten.

Es war ein mühsamer Weg, den Hope in ihrer akademischen Ausbildung gegangen war – und doch zahlte er sich aus. Als 1903 Frauen in Bayern zum medizinischen Staatsexamen zugelassen wurden, reichte sie fast 25 Jahre nach Abschluss ihres Studiums mit dem Antrag auf nachträgliche Anerkennung all ihre Unterlagen ein, erhielt 1904 als erste Frau in Deutschland die Anerkennung ihres Staatsexamens und durfte dann endlich ihren Doktortitel führen.

Nach England gefolgt war Hope ein ehemaliger Leipziger Kommilitone, Otto Walther, der die selbstbewusste Hope verehrte und liebte, wobei seine Gefühle wohl nicht in gleichem Maße erwidert wurden. Dennoch nahm Hope seinen Heiratsantrag an, das Paar zog nach Frankfurt am Main und eröffnete dort eine Gemeinschaftspraxis. Da Hope die offizielle Zulassung fehlte, durfte sie formal keine ärztlichen Funktionen ausüben, all ihre Rezepte und Bescheinigungen jedoch konnte ihr Mann für sie ausfüllen.

Hope Bridges erkrankt selbst an Tuberkulose

In der Frankfurter Zeit wurden 1884 und 1886 die beiden Kinder, Heinz und Mara, geboren. In diesen Jahren setzte sich Hope intensiv mit sozialistischen Ideen auseinander – auch Otto Walther war ein überzeugter und politisch aktiver Sozialdemokrat – und übersetzte in den folgenden Jahren August Bebels »Die Frau und der Sozialismus« ins Englische. Dann ein Schicksalsschlag: Hope hatte sich bei ihren Patienten an Tuberkulose angesteckt. Zwar hatte Robert Koch in Berlin gerade den Erreger der Tuberkulose entdeckt, ein Heilmittel gab es jedoch noch nicht. Die übliche Behandlung setzte auf Schonung und Ruhe. Hope und Otto jedoch gingen einen anderen Weg: Sie zogen in den Schwarzwald, wo

Hope in den nächsten vier Jahren durch Licht und frische Luft, gemäßigte Bewegung, Wanderungen und gesunde Kost zu neuen Kräften kam und sich so von der Krankheit erholte – wenngleich sie von nun an sorgsamer mit ihren Energien haushalten musste. Der gelungene Selbstversuch blieb nicht ohne Konsequenzen: 1891 gründeten Hope und Otto eine Lungenheilstätte im Schwarzwald für die Behandlung von Tuberkulosekranken; das erfolgreiche Behandlungskonzept fand schon bald Nachahmer auch außerhalb Deutschlands. Das Sanatorium wurde ein Treffpunkt führender Sozialdemokraten; Wilhelm Liebknecht, August Bebel und Clara Zetkin waren hier mehrfach zu Gast, und von hier aus schmuggelte man die infolge des Bismarckschen Sozialistengesetzes verbotene Zeitung *Der Sozialdemokrat* aus dem Ausland ins Deutsche Reich.

In der Lungenheilstätte der Walthers arbeitete in dieser Zeit als Verwalter Carl Lehmann, ein engagierter Sozialdemokrat, risikofreudig und abenteuerlustig, bereit, für seine Überzeugungen ins Gefängnis zu gehen. Aus der Freundschaft zwischen Hope und dem zehn Jahre jüngeren Carl wurde Liebe. Es war eine Liebe, die für Hope das »Glück ihres ganzen Lebens« bedeutete. 1896 heirateten Hope und Carl und zogen mit den Kindern nach München; in den Ferien besuchten sie ihren Vater – ein auch von Seiten Otto Walthers außerordentlich tolerantes Verhalten, war doch Hope »schuldig geschieden« und hatte ihr Recht auf die Kinder damit verwirkt. Carl Lehmann studierte nun ebenfalls Medi-

Die Frau als Hausärztin.
Sonnen- und Luftbad.
Siehe Text 2. Teil.   Tafel 18.

zin, gemeinsam eröffneten sie eine Praxis, angegliedert an ihre Wohnung, die zum Mittelpunkt der Münchner Sozialisten wurde.

In dieser Zeit schrieb Hope ihren großen Gesundheitsratgeber. »Das Frauenbuch. Ein ärztlicher Ratgeber

Anna Fischer-Dückelmann 1856 – 1917 Deutschland / Schweiz

Fünf Jahre nach dem Gesundheitsbuch von Hope Bridges Adams Lehmann erschien 1901 von Dr. med. Anna Fischer-Dückelmann »Die Frau als Hausärztin«. Das über 1000-seitige Werk erlebte mehrere Auflagen; bereits 1913 hatte die Zahl der Exemplare die Millionengrenze überschritten. Im Vorwort schrieb die Autorin: »Der Zweck des vorliegenden Buches ist es, eine Fülle von praktischen Ratschlägen, Lebensregeln und Warnungen zur Erhaltung, Wiedergewinnung der körperlichen und seelischen Gesundheit den Frauen auf ihren oft so dornenvollen Lebensweg mitzugeben.« Anna Fischer-Dückelmann hatte erst im Alter von 34 Jahren mit dem Medizinstudium begonnen, wofür die ganze Familie mit drei Kindern nach Zürich übersiedelte. In Dresden eröffnete sie dann eine Praxis als Frauen- und Kinderärztin, widmete sich daneben intensiv der Gesundheitsaufklärung. Die überzeugte Vertreterin der Lebensreformbewegung gilt als erste Naturärztin Deutschlands. Sie starb in Ascona, wo sie ihre letzten Lebensjahre verbrachte.

Hope Bridges und ihr Mann Carl Lehmann auf dem Balkon ihrer Wohnung in München, 1907.

Wunsch nach einer körperlichen Vereinigung zu haben, ohne ihre Lust zu kennen und »dem Mann eine vollwertige Liebespartnerin zu werden«. Dies aber sei notwendig nicht nur für ein inniges und vertrautes Verhältnis der Partner, sondern auch – ganz pragmatisch –, damit der Mann auf den Besuch bei Prostituierten verzichtete und damit die Ansteckungsgefahr mit Geschlechtskrankheiten vermieden werden könne. Dem »Frauenbuch« folgten zahlreiche andere Schriften. Ärztin zu sein bedeutete für Hope auch, aufzuklären und ein möglichst breites Publikum zu erreichen.

»Verbrechen wider das Leben«

In die Praxis von Hope Bridges Adams Lehmann kamen auch viele ärmere Patientinnen, die durch die hohe Zahl von Geburten massiv geschwächt waren, zudem erleben mussten, wie viele der Neugeborenen starben. Nicht wenige dieser Frauen gingen in ihrer Not zu »Engelmacherinnen«, um in Hinterzimmern mit ver-

Erste Seite der Anklageschrift gegen Adams-Lehmann vom 16. Juli 1914.

für die Frau in der Familie und bei Frauenkrankheiten« erschien 1896 in zwei Bänden in Stuttgart. Es war das erste umfangreiche Aufklärungsbuch für Frauen, das medizinische Grundlagen vermittelte. Als nach wenigen Jahren mehrere 10 000 Exemplare verkauft waren, verfasste sie eine »Kurzfassung« von 700 Seiten, »Die Gesundheit im Haus. Ein ärztliches Hausbuch für die Frau«. Darin konzentrierte sie sich auf die wesentlichen Informationen. Besonders am Herzen lag ihr die gesundheitliche Vorsorge. In ihrem Nachwort schrieb sie: »Der Hauptfaden, der rote Faden, ist die Vermeidbarkeit der Krankheiten. ... Die Heilung ist die Sache des Arztes, die Verhütung ist die Sache eines Jeden.«

Ärztin zu sein bedeutete für sie auch, aufzuklären

In diesem Werk äußerte sich Hope auch zur Sexualität. Sie trat für eine gleichberechtigte Partnerschaft von Mann und Frau ein, wozu für sie eine erfüllte Sexualität gehörte. Viele Frauen heirateten, so Hope, ohne den schmutztem Operationsbesteck Abtreibungen vornehmen zu lassen, die dann häufig tödlich endeten. So bot auch Hope Schwangerschaftsabbrüche an, in einer Münchner Klinik, unter hygienisch einwandfreien Bedingungen. Sie entwickelte die Vision eines großen »Frauenheimes« mit über 400 Betten in drei separaten Gebäuden mit zahlreichen, damals völlig unüblichen Einzelzimmern für Gebärende, Kranke, Rekonvaleszente. Für die Idee ihres Heims konnte sie einen Förderkreis gewinnen, zu dem angesehene Bürger Münchens gehörten.

Der Ausbruch des Ersten Weltkriegs, die Distanz der medizinischen Wissenschaft ihr gegenüber, der Rückzug des Hebammenverbandes, vor allem aber eine 1914 eingereichte Klage einiger Hebammen wegen »Verbrechen wider das Leben« bereitete diesen Plänen jedoch ein Ende. Die Hebammen waren nicht gut auf Hope zu sprechen, da diese ihnen die Kompetenz insbesondere bei problematischen Geburten absprach – die Hebammenausbildung betrug lediglich sechs Monate. Den Hebammen schlossen sich die reaktionären Kreise in München an, denen die Ärztin ebenfalls ein Dorn im Auge war. Die Anklage warf Hope vor, Schwangerschaftsabbrüche allein aus sozialer Indikation vorgenommen zu haben. Offen trat sie bei der Vernehmung für die Freigabe des Schwangerschaftsabbruchs ein. Das Verfahren, mit dem die Staatanwaltschaft ein Exempel statuieren wollte, zog sich hin. Über siebzig Ärzte, Hebammen und Patientinnen wurden vernommen; im

August 1915 wurde es eingestellt. Für eine Gesetzesüberschreitung fand sich kein Anhaltspunkt, da die Angeklagte in jedem Fall eine medizinische Indikation nachweisen konnte. Es war ein Sieg – doch Hope, gesundheitlich angeschlagen, fehlte es nunmehr an Kraft, ihren Plan vom Frauenheim umzusetzen.

Als der Erste Weltkrieg ausgebrochen war, reiste sie noch – in enger Abstimmung mit der bayerischen Regierung – nach England, um zwischen den beiden Ländern, die ihr so am Herzen lagen, zu vermitteln, zu einem friedlichen Europa beizutragen. Vergeblich, wie die Geschichte gezeigt hat. Ein halbes Jahr später, im Januar 1915, kam sie nach München zurück. Ihr Mann war seit November als Frontarzt in Valenciennes. Im April erlitt er eine Blutvergiftung. Sofort reiste Hope zu ihm, konnte den Geliebten jedoch nicht mehr retten. Innerlich zerbrach sie. Sie regelte ihre Angelegenheiten, verabschiedete sich von Familie und Freunden. Am 10. Oktober 1916 schied sie freiwillig aus dem Leben.

Unten: Die Fotografie zeigt die junge Ärztin Dr. Hermine Edenhuizen, die dieses Bild im Jahr 1904 an ihre Freundin Elvire Ippen schickte. Beide Frauen, die als junge Mädchen die Töchterschule in Pewsum in Ostfriesland besucht hatten, blieben ein Leben lang Freundinnen. Doch während die eine jenes Leben wählte, das für Töchter vorgesehen war, Heirat, Familie, Haushalt, zog es Hermine u.a. nach Zürich und Berlin, um zu studieren und zu arbeiten. Bewundert haben sie sich dennoch jeweils für das, was die eine hatte und die andere nicht.

Hermine Heusler-Edenhuizen 1872–1955 Deutschland

Hermine Heusler-Edenhuizen war die erste offiziell anerkannte und niedergelassene Frauenärztin in Deutschland. Auf dem Weg dorthin musste sie sich jedoch immer wieder mit männlichen Vorurteilen auseinandersetzen, z.B. während ihres Medizinstudiums, das sie 1898–1903 in Zürich, Berlin und Halle absolvierte. So weigerte sich der Berliner Anatomie-Professor Waldeyer, Studentinnen zu unterrichten. Den Anstoß, ihren eigenen Lebensweg zu gehen, kam von der Frauenrechtlerin Helene Lange, und wie sie kämpfte Hermine später für mehr und bessere Bildungsmöglichkeiten für Frauen, in den Zwanzigerjahren setzte sie sich dann aktiv für die Abschaffung des Abtreibungs-Paragraphen 218 ein. Sie gehörte zu den Gründerinnen des Verbandes deutscher Ärztinnen, dessen Vorsitzende sie 1924 bis 1928 war. Mit dem Arzt Rudolf Heusler führte sie eine gleichberechtigte Ehe, er hatte mit ihr 1912 einen Ehevertrag zu ihren Gunsten geschlossen – zu jener Zeit ein Skandal.

II WISSENSCHAFTLERINNEN UND FORSCHERINNEN

Von der Öffentlichkeit kaum bemerkt, waren in der Vergangenheit zahlreiche Wissenschaftlerinnen im Dienste der Heilkunde tätig. Zurückgezogen in ihren Laboren oder auch Hinterzimmern der Fakultäten, widmeten sie sich ihren Forschungen oft über Jahrzehnte; ihre Erfolge aber wurden zumeist nur von wenigen in der Fachwelt wahrgenommen. Viele der Frauen in den Labors arbeiteten auch Männern zu, sie rechneten, zeichneten, beobachteten, experimentierten, schrieben und übersetzten. Oft hing es maßgeblich vom Wohlwollen dieser Männer ab, ob ihr Beitrag für die Wissenschaft ausreichend gewürdigt wurde. Häufig geschah dies nicht, und so geriet ein Großteil der Frauen aus der medizinischen Forschung in Vergessenheit. Erst in den letzten Jahrzehnten konnten engagierte Wissenschaftlerinnen der Frauenforschung zumindest die Aufmerksamkeit der Fachwelt wieder auf sie lenken.

Das vorliegende Kapitel stellt acht der bedeutendsten medizinischen Wissenschaftlerinnen vor. Rahel Hirsch und Lydia Rabinowitsch-Kempner wirkten an der Berliner Charité und gehörten zu den ersten Frauen in Preußen, die einen Professorentitel erhielten. Beide waren Jüdinnen. Lydia Rabinowitsch-Kempner starb 1935 in Berlin, Rahel Hirsch emigrierte 1938 nach London, wo sie in einer Nervenheilanstalt starb. Einen tragischen und viel zu frühen Tod hatte auch die Engländerin Rosalind Franklin. Sie lieferte den entscheidenden Beweis für die Spiralstruktur der DNA, für deren Entdeckung nach ihrem Tod Watson und Crick den Nobelpreis erhielten. Nobelpreisträgerinnen für Physiologie oder Medizin gibt es inzwischen zehn, von denen die ersten fünf auf den folgenden Seiten vertreten sind. Ihr Leben zeigt, wie hoch motiviert, innerlich unabhängig, beharrlich und allen Widrigkeiten zum Trotz all diese Frauen geforscht haben.

Rahel Hirsch
1870–1953 DEUTSCHLAND/ENGLAND

Rahel Hirsch war die erste Medizinerin Preußens, die 1913 als Anerkennung ihrer Arbeit den Professorentitel verliehen bekam. »Fräulein Professor« nannte man die engagierte Wissenschaftlerin, die ihr Leben der Forschung widmete, deren Arbeiten jedoch zu ihrer Zeit noch wenig Beachtung fanden.

Bereits im Studium, das die Tochter des jüdischen Lehrers und Gelehrten Dr. Mendel Hirsch nach einer Lehrerinnenausbildung zunächst in Zürich und anschließend in Straßburg und Leipzig absolvierte, inter-

Rahel Hirsch an ihrem Schreibtisch, 1913.

essierte sich Rahel für die Grundlagenforschung. 1902 legte sie ihre Dissertation zu einem Thema aus dem Zuckerstoffwechsel, der Glykolyse, vor. Danach zog es sie an die Berliner Charité, wo damals die führenden Vertreter einer neuen, naturwissenschaftlich orientierten Medizin tätig waren: Rudolf Virchow, Robert Koch und Emil Behring. Rahel wurde als – wenn auch unbezahlte – Assistenzärztin angenommen, als zweite Ärztin in der Geschichte der Charité, und erstellte darüber hinaus medizinische Gutachten. Auch in Berlin blieb ihr Forschungsschwerpunkt der Zuckerstoffwechsel, wobei sie sich insbesondere der Stärkeforschung widmete. Es galt damals als sicher, dass Stärkekörnchen, also relativ große Partikel aus mehreren Einfachzuckern, nur in abgebauter Form resorbiert werden könnten. Rahel nun hatte in Arbeiten früherer Forscher andere Hypothesen gelesen. Sie fütterte einen Hund mit Stärkebrei und konnte in der mikroskopischen Untersuchung seiner Blutproben die eingenommene Stärke nachweisen – und zwar als Ganzes. Eine erstaunliche Beobachtung, die die bisherigen Erkenntnisse über die maximale Größe von resorbierbaren Teilen im Darm infrage stellte. Wieder und wieder führte Rahel ihre Experimente durch, verabreichte Hunden, aber auch bereitwilligen Studenten den Stärkebrei und suchte dann in unzähligen Proben verschiedener Körperflüssigkeiten nach den kleinen weißen Stärkekörnern. Bald war klar, dass die Stärkekörner vom Darm in das Blut und weiter in die Niere gelangten – und dann, ebenfalls als ganze Partikel, wieder ausgeschieden wurden. Diese Versuchsergebnisse stellten das physiologische Denken der Zeit infrage. Methodische Fehler jedoch waren ausgeschlossen. 1906 erschien Rahel Hirschs Arbeit »Über das Vorkommen von Stärkekörnern im Blut und im Urin«.

»Fräulein Professor«

Als erste Frau überhaupt durfte Rahel Hirsch vor der Gesellschaft der Charité-Ärzte ihre Forschungsergebnisse vortragen, berichtete von Stärke im Urin. Die Ärzte schwiegen – bis angeblich einer rief: »Der ist wohl die Puderquaste in den Nachttopf gefallen!« Schallendes Gelächter, die honorigen Herren amüsierten sich prächtig. Und beschäftigten sich nicht weiter mit den Beobachtungen der jungen Kollegin. Zu unwahrscheinlich erschien es ihnen, dass solch große Teilchen die verschiedenen Barrieren passieren konnten. Am nächsten Tag erhielt Rahel Hirsch von Professor Friedrich Kraus den Rat, das Thema »Stärkekörner im Urin« nie wieder zu erwähnen. Dennoch wusste Kraus um die Fähigkeiten der ambitionierten Forscherin; er protegierte sie und übertrug ihr 1908 die Leitung der Poliklinik der II. Medizinischen Klinik der Charité. 1913 wurde Rahel als erster Medizinerin in Preußen der Professorentitel verliehen – eine symbolische Auszeichnung. Sie forschte weiter, veröffentlichte zahlreiche wissenschaftliche Arbeiten, betrieb parallel dazu eine eigene Praxis und engagierte sich in der Aufklärung für Frauen. Während des Krieges von 1914 bis 1918 leitete sie die Charité-Kliniken in Berlin. Als ihrem Kollegen Theodor Brugsch nach seiner Rückkehr von der Front die Leitung der Poliklinik übertragen wurde, widmete sie sich von nun an ausschließlich ihrer eigenen Praxis. Ab 1928 befanden sich deren Räume am Kurfürstendamm, ausgerüstet mit modernen Röntgengeräten. Rahel Hirsch galt als Spezialistin auf diesem Gebiet, über das sie bereits 1920 wichtige Beiträge veröffentlicht hatte.

Nach der Machtübernahme der Nationalsozialisten wurde Rahel Hirsch die Kassenzulassung entzogen, später erhielt sie Berufsverbot. Im Oktober 1938 konnte sie nach London zu einer Schwester flüchten. Dort jedoch wurde ihre deutsche Zulassung als Ärztin nicht anerkannt, und so arbeitete sie zunächst als Laborassistentin, dann als Übersetzerin. Verfolgung, den Verzicht auf ihren Beruf und der Tod von zwei ihrer Schwestern in deutschen Konzentrationslagern verkraftete Rahel Hirsch nicht. Sie litt mehr und mehr unter Depressionen, Wahnvorstellungen und Verfolgungsängsten. Die dunklen Jahre bis zu ihrem Tod verbrachte sie in einer Nervenheilanstalt.

Der »Hirsch-Effekt«

Wie sie selbst, gerieten im Lauf der Jahrzehnte auch die Forschungsergebnisse Rahel Hirschs in Vergessenheit, obwohl ihre Versuche 1910 von einem französischen Wissenschaftler bestätigt worden waren. Erst ein Assistent von Brugsch, Gerhard Volkheimer, griff ihre Arbeiten in seiner Habilitation auf und rehabilitierte sie, indem er dafür sorgte, dass die Ausscheidung von »großkorpuskulären Partikeln, z.B. Stärkekörnern« über die Niere in den Harn als »Hirsch-Effekt« bezeichnet wurde.

Vier Jahre nach ihrem Tod nahm der Staat Israel Rahel Hirsch in die »Galerie berühmter jüdischer Wissenschaftler« in Jerusalem auf. 1995 ehrte die Charité sie mit einer Bronzeplastik und – seit 1999 – mit dem Rahel-Hirsch-Stipendium als Habilitationsstipendium für junge Wissenschaftlerinnen.

Gemälde von J. Bond Francisco, »Das kranke Kind«, 1893.

Lydia Rabinowitsch-Kempner
1871–1935 LITAUEN/DEUTSCHLAND

Lydia Rabinowitsch-Kempner trat zu einer Zeit in die medizinischen Wissenschaften ein, als neue Erkenntnisse dieses Gebiet revolutionierten. Nachdem man über Jahrhunderte alle nur erdenklichen Ursachen für Krankheiten vermutet hatte, tat sich eine völlig neue Fährte auf: Man stieß – auch dank verbesserter Mikroskope und Labortechniken – auf winzige Krankheitserreger, Mikroorganismen, die offenbar bei ansteckenden Krankheiten von einem Menschen auf den anderen übertragen wurden. Führend auf diesem Gebiet war der Berliner Arzt und Professor für Hygiene Robert Koch (1843–1910), der als Begründer der Bakteriologie in die Geschichte einging. Ihm gelang es als Erstem, einen krankmachenden Mikroorganismus zu identifizieren, indem er die Erreger der Tuberkulose spezifisch anfärbte, sie im erkrankten Gewebe nachwies, isolierte und – was technisch außerordentlich schwierig war – in Reinkultur züchtete. Ein unglaublicher Erfolg für die Medizin, der ein neues Licht auf Ursachen, Ansteckungswege und, wenn auch in weiter Ferne, mögliche Wege zu neuen Therapieoptionen warf. Für seine 1882 gemachte Entdeckung des Tuberkulose-Bakteriums erhielt Robert Koch 23 Jahre später den ersten Nobelpreis für Medizin.

Persönliche Mitarbeiterin von Robert Koch

So bekannt Rudolf Koch noch heute ist, so unbekannt ist seine erste weibliche Assistentin, die er 1894, also gut zehn Jahre nach seiner bahnbrechenden Entdeckung, einstellte und die sich zu der bekanntesten Tuberkuloseforscherin entwickelte: Lydia Rabinowitsch. 1912 erhielt sie aufgrund ihrer besonderen Leistungen den preußischen Professorentitel verliehen, wurde ein Jahr später die erste weibliche Herausgeberin einer medizinischen Fachzeitschrift, der *Zeitschrift für Tuberkulose*, übernahm 1920 die Leitung des bakteriologischen Instituts des Krankenhaus Moabit. Daneben heiratete sie und bekam drei Kinder. Unterstützt von ihrem Mann und ihrer Schwiegermutter, konnte sie Familie und Beruf gut verbinden und wurde von ihren Kindern als liebevolle, aufmerksame und mutige Frau erlebt.

Lydia stammte aus einer jüdischen Fabrikantenfamilie in Litauen. Sie war das jüngste von neun Kindern, die alle eine gute Bildung erhielten; alle studierten – dafür sorgte die Mutter auch nach dem frühen Tod des Vaters. Lydia studierte in Zürich und Bern Naturwissenschaften und

Der Wissenschaftler Robert Koch, dessen persönliche Mitarbeiterin Lydia Rabinowitsch-Kempner im Jahr 1894 wurde.

promovierte 1894 summa cum laude über pathogene Hefearten. Die Krankheitserreger, insbesondere die Bakterien, interessierten die junge Wissenschaftlerin, und so machte sie sich nach dem Studium umgehend auf in Richtung Berlin zum Institut von Robert Koch. Als einzige Frau unter 60 Teilnehmern besuchte sie einen von Koch geleiteten Sommerkurs über Hygiene. Koch befasste sich auch in diesen Jahren noch intensiv mit der Tuberkulose. Zwar war der Erreger identifiziert, eine Behandlung oder gar Heilung der grausamen Krankheit damit jedoch noch lange nicht in Sicht. Die an der »Schwindsucht« Erkrankten verloren all ihre Kraft; Nachtschweiß und Fieber, blutiger Husten und eine unendliche Schwäche befielen sie – Symptome, denen man mit Ruhe und Schonung zu begegnen suchte. Wenig wusste man über die Krankheit, ein Heilmittel gab es nicht. Am Institut von Robert Koch, dem weltweiten Zentrum der Tuberkuloseforschung, wurde fieberhaft zu Verhütung, Übertragung, Therapie und Immunität geforscht.

Patientinnen bei der Liegekur in einem Sanatorium im schweizerischen Davos, 1903.

»Die Gebote der Gesundheit« (zum Schutz vor Tuberkulose), u.a. immer frische Luft atmen, bei geöffnetem Fenster schlafen, durch die Nase atmen, nicht durch den Mund, mindestens einmal pro Woche ein Bad nehmen, Zähne putzen, vor allem vor dem Schlafengehen, nicht an öffentlichen Orten ausspucken, vor dem Essen und nach der Toilette die Hände waschen.

Lydia war Schülerin und persönliche Mitarbeiterin Robert Kochs. »Unter Leitung ... [des] großen Meisters«, wie sie schrieb, durfte sie zu all diesen Problemen forschen und war bald selbst eine gefragte Wissenschaftlerin. Als sie 1895 in den USA an der Universität von Pennsylvania einen Kurs in Laborhygiene absolvierte, wurde ihr angetragen, die Leitung eines im Aufbau befindlichen bakteriologischen Instituts des Women's Medical College in Pennsylvania zu übernehmen, schließlich hatte kein Amerikaner ähnliche Berufserfahrungen. Lydia nahm an, unterrichtete in den Wintermonaten der folgenden drei Jahre in Philadelphia, forschte die übrige Zeit des Jahres aber weiter in Berlin. Als sich die Bakteriologie in Amerika als eigenes Fach etablierte, wurde Lydia gebeten, den neu geschaffenen Lehrstuhl für Bakteriologie zu besetzen, als ordentliche Professorin – ein verlockendes Angebot. In Deutschland, wo Frauen nicht habilitieren durften, würde sie einen solchen Status nicht erhalten. Dennoch schlug die junge, ehrgeizige Wissenschaftlerin den attraktiven Ruf aus – die Liebe war ihr dazwischengekommen. Sie heiratete den deutsch-jüdischen Sanitätsrat Walter Kempner, ebenfalls ein enger Mitarbeiter Robert Kochs; bezeichnenderweise fand die Hochzeit auf einem Medizinerkongress in Madrid statt. Lydia und Walter Kempner waren neben Marie und Pierre Curie eines der großen Ehepaare der Wissenschaften an der Wende zum 20. Jahrhundert. Drei Kinder wurden in rascher Folge geboren. Der Sohn Robert, Patensohn von Robert Koch, trat nach dem Zweiten Weltkrieg in den Nürnberger Prozessen als Stellvertreter des amerikanischen Chefanklägers auf.

Lydia widmete sich intensiv der Tuberkuloseforschung mit dem Ziel, mögliche Übertragungswege der Tuberkulose zu entdecken. Nachdem sie in der Butter Tuberkelbakterien entdeckt hatte, begann sie in unzähligen Milchproben nach den Erregern zu suchen. Lydia stellte Erschreckendes fest: Fast in einem Drittel der von ihr untersuchten Milchproben waren die gefährlichen Tuberkelbazillen vorhanden – und zwar nicht nur in der Milch von Kühen, die eindeutig an Tuberkulose erkrankt waren, sondern auch von Kühen, die keine Symptome zeigten, aber dennoch infiziert waren. Milch trank jedes Kind, Milch wurde als gesundes Nahrungsmittel auch von den offiziellen Gesundheitsbehörden angepriesen. Und nun war genau diese Milch Überträger der Tbc – ein bislang komplett vernachlässigter Infektionsweg, auf dem sich tagtäglich Hunderte von Menschen anstecken konnten! Umgehend forderte Lydia Rabinowitsch-Kempner eine staatliche Kontrolle der Milch.

Nachdem die Milch als Überträger identifiziert und damit ein wichtiger Ansteckungsweg eingedämmt war, befasste sich die engagierte Wissenschaftlerin mit der Frage, wie die gefährlichen Erreger in der Milch abgetötet werden konnten. Aufbauend auf den Erkenntnissen des Pariser Chemikers Louis Pasteur (1822 bis 1885) entwickelte sie eine Methode der Abtötung von Keimen, indem diese für eine Minute über 80 Grad erhitzt wurden. Dieses Verfahren, das »einwandfrei und empfehlenswert« war, wurde von nun an als Standard empfohlen, sodass dank »der Lydia«, wie man sie nannte, nur unbedenkliche Milch in den Handel gelangte.

Engagement für Aufklärung und Frauenbildung

Denen, die bereits erkrankt waren, halfen diese Erkenntnisse jedoch wenig. Allein in Preußen wurden die Tbc-Opfer auf 60 000 jährlich geschätzt, die meisten von ihnen stammten aus den Armenvierteln, da enge, dunkle Wohnverhältnisse und Mangelernährung die Krankheit begünstigten. Lydia Rabinowitsch-Kempner beschränkte daher ihre Arbeit nicht auf das Labor. Aktiv wandte sie sich an die Bevölkerung, hielt Aufklärungsvorträge. Auf der Frauenwoche in Leipzig 1914 sprach sie die Frauen direkt an, forderte sie auf, sich über Hygiene und gesundheitliche Zusammenhänge zu informieren, wies auf einfache Vorsorgemaßnahmen wie häufiges Lüften der Wohn- und Schlafräume hin, da Tu-

Lydia Rabinowitsch-Kempner in ihrem Labor im Moabiter Krankenhaus, Berlin, um 1920.

berkulose von Mensch zu Mensch durch Tröpfcheninfektion, also zum Beispiel durch Husten, übertragen wird. Auch wandte sie sich an Ärztinnen und forderte diese zu mehr Aufklärung unter der Bevölkerung auf, warnte zum Beispiel 1924 in einem Artikel sowohl vor »unsinnig übertriebener blinder Furcht vor Ansteckung« als auch vor »sorgloser Nichtbeachtung der Gefahr im Umgang mit Tuberkulösen« und betonte die große Bedeutung der Prophylaxe. Darüber hinaus engagierte sich Lydia Rabinowitsch-Kempner in zahlreichen Frauenvereinen insbesondere für die Frauenbildung. Vieles im Bereich dieser Frauenbewegung fand im häuslichen Wohnzimmer statt, wo man gemeinsam Aufrufe und Resolutionen verfasste, in denen bessere Lebens-, Arbeits- und Ausbildungsbedingungen für Frauen gefordert wurden.

Ein jähes Ende einer Karriere

Neben der Tuberkulose forschte Lydia Rabinowitsch-Kempner noch zu anderen Infektionskrankheiten. Mit Robert Koch und ihrem Mann fuhr sie nach Odessa, den letzten Pestherd, um dort die Pesterreger ausfindig zu machen, und nahm an Kochs Forschungsreisen zu Tropenkrankheiten teil. 1904 wechselte sie an das pathologische Institut der Charité und arbeitete dort als wissenschaftliche Assistentin unter Leitung von Prof. Orth. 1912 erhielt sie nach der Zoologin Marie Gräfin von Linden und vor der Ärztin Rahel Hirsch den zweiten Professorentitel in Preußen, der für die drei Frauen eine große wissenschaftliche Anerkennung darstellte, jedoch nicht mit der Besetzung eines Lehrstuhls, dem Recht zu habilitieren oder einer angemessenen Bezahlung einherging. 1913 übernahm Lydia als Nachfolgerin von Robert Koch die Herausgabe der *Zeitschrift für Tuberkulose*, im Ersten Weltkrieg war sie die fachliche Beraterin des Generalstabsarztes der Armee. 1920 schließlich erhielten Frauen in Deutschland das Recht zu habilitieren. Mehrere Anträge des Ministeriums für Wissenschaft, Kunst und Volksbildung, Lydia zum »lehrenden Honorarprofessor« an der Berliner Universität zuzulassen, wurden jedoch mit der Begründung abgelehnt, dass es im Bereich der Bakteriologie bereits genügend Dozenten gäbe. Sie wechselte daraufhin von der Universität an das Krankenhaus Moabit, wo sie als Direktorin des Bakteriologischen Instituts im außeruniversitären Bereich lehren konnte, verbeamtet wurde, über ein festes Gehalt und einen eigenen Etat verfügte.

Die Machtübernahme der Nationalsozialisten beendete die Arbeit von Lydia Rabinowitsch-Kempner jäh und zerstörte ihr Lebenswerk. Sie selbst wurde entlassen, 1934 zwangspensioniert, ihre Zeitschrift »arisiert«. Noch im selben Jahr musste sie mitansehen, wie auch ihre Tochter Nadeschda an Tuberkulose starb, der Krankheit, deren Bekämpfung sie ihr Leben gewidmet hatte und an der bereits 1920 ihr Mann gestorben war. Ihrer Tochter folgte Lydia Rabinowitsch-Kempner ein Jahr später nach.

Heute vergibt die Charité Lydia Rabinowitsch-Stipendien an promovierte Wissenschaftlerinnen, die aus familiären oder sozialen Gründen ihre wissenschaftliche Laufbahn unterbrochen haben und sich nun wieder neu für gehobene Positionen in Forschung und Lehre qualifizieren möchten.

Gerty Theresa Cori
1896–1957 TSCHECHOSLOWAKEI/USA

Im Jahr 1947 erhielt Gertrude Theresa Cori gemeinsam mit ihrem Mann Carl den Nobelpreis für Physiologie oder Medizin. Über 25 Jahre hatten die Coris zu ein und demselben Thema geforscht: dem Zuckerstoffwechsel; den Nobelpreis erhielten sie, so der offizielle Wortlaut, »für die Entdeckung des Ablaufs der katalytischen Umwandlung des Glykogens«. Der Zuckerstoffwechsel ist von elementarer Bedeutung für jegliches Leben, das Glykogen – eine tierische und menschliche Speicherform des Zuckers, die auch als »tierische Stärke« bezeichnet wird – nimmt in diesem Kreislauf

eine entscheidende Rolle ein. Die Coris erforschten sowohl, auf welchem Wege Glykogen letztendlich zu Glukose abgebaut und diese dann weiter verstoffwechselt wird, als auch, wie die Glukose wieder als Glykogen gespeichert wird. Ein Kreislauf, dessen Entschlüsselung unzählige andere Erkenntnisse nach sich zog.

Nach fünfzig Männern war Gerty Cori die erste Frau, die einen Medizin-Nobelpreis erhielt. Zuvor hatten nur zwei Frauen diese hohe Auszeichnung erhalten: Marie Curie sogar zweimal, 1903 für Physik und 1910 für Chemie, ihre Tochter Irène Joliot-Curie 1935 ebenfalls für Chemie. Beide Frauen hatten wie auch Gerty Cori wissenschaftlich eng mit ihren Männern zusammengearbeitet.

Gerty Theresa Cori, geb. Radnitz, über die Susanne Paulsen bereits 1990 ein hochinteressantes Porträt schrieb, stammte aus Prag. Als älteste Tochter eines wohlhabenden jüdischen Zuckerfabrikanten wuchs sie in einem anspruchsvollen kulturellen Umfeld auf. Bereits mit sechzehn Jahre wollte sie Chemikerin werden, entschied sich jedoch für ein Medizinstudium als breiten Einstieg in die Naturwissenschaften. In zwei Jahren holte sie den gesamten versäumten Lernstoff in Latein, Mathematik, Physik und Chemie nach, um eine externe Reifeprüfung der Matura abzulegen, die Voraussetzung für das Studium, das sie 1914 an der Universität in Prag begann. Bereits im ersten Semester des Medizinstudiums lernte sie Carl Cori kennen und lieben. Cori: »Ich hatte eine Kommilitonin getroffen, eine junge Frau, die Charme, Lebensfreude und Intelligenz hatte und die freie Natur liebte – Eigenschaften, die mich sofort anzogen.«

»Einer ohne den anderen wäre nie so weit gekommen, wie wir es nun geschafft haben«

»Es folgte eine sehr angenehme Zeit, in der wir zusammen planten und studierten, Ausflüge aufs Land machten oder zum Skilaufen gingen.« Von nun an sollte das Leben der beiden, die 1920 heirateten, in gemeinsamen Bahnen verlaufen. Nur wenige Paare waren sowohl privat als auch wissenschaftlich so eng verbunden wie Gerty Cori und ihr Mann. In den folgenden 37 Jahren lebten und arbeiteten sie zusammen – vom ersten Semester des Studiums bis zum frühen Tod Gertys –, länger als jedes der »Nobelpreis-Paare«. »Es wäre unmöglich, Gerty Coris Beiträge zur Wissenschaft von denen Carl

Coris zu trennen, da sie seit ihrer ersten gemeinsamen Publikation stets zusammenarbeiteten«, so schrieben es später Weggefährten. Und an anderer Stelle: »Ihre geistigen Prozesse greifen ineinander, sodass sie gemeinsam denken und sprechen. Wenn der eine einen Gedanken formuliert, dann nimmt der andere ihn auf, entfaltet ihn und schmückt ihn aus, um ihn schließlich an den ersten zurückzureichen, damit der ihn weiter ergänzen kann...« Carl Cori selbst sagte in seiner Dankesrede zum Nobelpreis: »Unsere Forschungen haben sich großteils ergänzt, und einer ohne den anderen wäre nie so weit gekommen, wie wir es nun geschafft haben.«

Als die Coris nach einem Umzug von Prag nach Graz zum ersten Mal einem wachsenden Antisemitismus begegneten, daneben die schlechte wirtschaftliche Situation erste gesundheitliche Belastungen vor allem bei Gerty mit sich brachte und dann noch die Bewerbung für eine fünfjährige ärztliche Tätigkeit beider in Indonesien abgewiesen wurde, rückte die Wissenschaft mehr und mehr ins Zentrum ihrer beruflichen Tätigkeit. 1921 nahm Carl ein Angebot des staatlichen Krebsforschungszentrums an der Universität Buffalo im US-Staat New York an, wo er den Zuckerstoffwechsel von Krebszellen erforschen sollte; die Forschungsbedingungen dort waren weitaus besser als in Österreich. »Es war eine Offenbarung, wie hoch die biochemischen Methoden in den Vereinigten Staaten entwickelt waren«, schrieb Gerty – zudem hatte Carl vollständige Freiheit in der Wahl seiner Forschungsthemen.

Routinearbeiten durchzuführen war der passionierten Wissenschaftlerin zu wenig

Für Gerty dagegen herrschten schlechte Bedingungen. Eine gleichberechtigte Stellung in der Forschung war für sie nicht vorgesehen, sie arbeitete als Forschungsassistentin in der Pathologie, hatte Routinearbeiten durchzuführen, verdiente deutlich weniger. Das jedoch

Gemälde von Mrs Alexander Farmer, »Die bange Stunde«, 1865.

war der passionierten Wissenschaftlerin zu wenig. Wie gewohnt, arbeitete sie an den Forschungen ihres Mannes mit, jetzt nur heimlich. Als die Zusammenarbeit bekannt wurde, drohte die Kündigung. Von nun an konzentrierte sich Gerty formal auf Arbeiten am Mikroskop – und wer merkte schon, ob sie ihrer zugeschriebenen Aufgabe nachging, in Stuhlproben von Krebspatienten Amöben nachzuweisen, oder aber ihrer Leidenschaft nachging und forschte. Diese Taktik zahlte sich aus, als Gerty ein Jahr später eine viel beachtete wissenschaftliche Arbeit veröffentlichte, die auch der Universität Buffalo einen gewissen Ruhm einbrachte. Jetzt änderte sich die Situation. Wenngleich der unterschiedliche formale Status auch bestehen blieb, wurde zumindest die Zusammenarbeit des erfolgreichen Forscherpaares offiziell gestattet. »Wir haben den Sturm ausgesessen«, so Carl später.

Die Biochemikerin in ihrem Labor an der Washington University School of Medicine in St. Louis, Missouri, um 1950.

»In Gedankenübertragung« zur entscheidenden Interpretation

Das Interesse der Coris galt auch weiterhin dem Zuckerstoffwechsel. Man muss sich die damalige Situation vergegenwärtigen: Sehr wohl war bekannt, dass Kohlenhydrate, zum Beispiel die Stärke, Mehrfachzucker darstellten. Diese Mehrfachzucker wurden im Verdauungsprozess zu Einfachzucker, Glukose, genauer: Traubenzucker, abgebaut. Glukose, auch das wusste man, war der Treibstoff für den menschlichen Körper, der alles entscheidende Energielieferant. Und man ahnte, dass die Glukose im Körper gespeichert wurde, wobei sie für die Speicherung wieder zu einem Mehrfachzucker zusammengebaut wurde. Auf diese Speicherform des Zuckers griff der Körper immer wieder zurück, wenn er Energie benötigte. Ein faszinierender Gedanke: Der Organismus hatte einen eigenen Stoffwechsel, um Zucker ab- und aufzubauen, er konnte für Notzeiten vorsorgen und gleichzeitig gewährleisten, dass die Glukose als entscheidender Energielieferant jederzeit zur Verfügung stand. Claude Bernard, einem französischen Physiologen, war es bereits 1857 gelungen, die Speicherform des Zuckers zu isolieren, er nannte sie Glykogen, den »Zuckerbildner«, von »glykos« = Zucker und »genus« = Bildung. Was aber weiter geschah, wie der Abbau von Glykogen in Glukose genau aussah, lag im Ungewissen. Und genau hier setzte die Forschung der Coris an.

In endlosen Forschungsreihen im Labor untersuchten sie die unterschiedlichsten Aspekte des Zuckerstoffwechsels, bezeichneten dies selbst als »lebenslange Studie«, forschten vor allem nach Zwischenschritten und stiegen immer tiefer in die Details der Materie ein. Nach zehn Jahren Forschung am Zuckerstoffwechsel, nach unzähligen Hinweisen, aber auch unzähligen Fehlschlägen, wichen im Jahr 1935 bei einer neuen Ver-

Gerty Cori und ihr Mann Carl Ferdinand Cori am Schreibtisch, 1947.

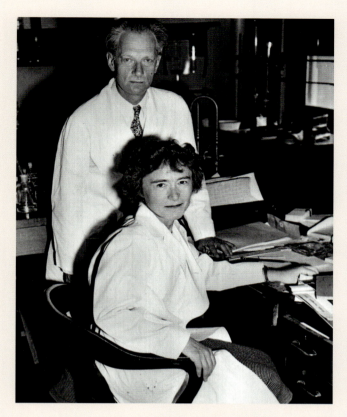

suchsreihe die Ergebnisse auf merkwürdige Art und Weise von den bisherigen Versuchen ab, eine ihnen unbekannte Substanz befand sich in der Probe. War ihnen ein Fehler unterlaufen? Gemeinsam überlegten die Coris, worum es sich hier handeln könnte, und gemeinsam – wie Carl sagte, »in Gedankenübertragung« – kamen sie zu der entscheidenden Interpretation, dass der Abbauprozess von Glykogen in Glukose, den sie wieder und wieder in ihren Experimenten beobachtet hatten, dieses Mal in einem Zwischenschritt unterbrochen worden war, sich hier vor ihnen ein Zwischenprodukt befand, das bisher immer gleich weiter umgebaut worden war. Nun galt es nur noch, herauszufinden, um welche Substanz es sich dabei handelte.

Krönung ihrer Arbeit: der Nobelpreis für Gerty und Carl

Zwei Jahre dauerte es, bis »die Coris«, wie sie gerne genannt wurden, den Zwischenstoff – Glucose-I-Phosphat, später »Cori-Ester« benannt – identifiziert, seine Struktur analysiert hatten. Die Kenntnis dieses Stoffs aber ermöglichte neue Rückschlüsse, neue Experimente. Seiner Entdeckung folgten zahlreiche weitere, ob es sich um die Entdeckung des am Glykogenumbau beteiligten Enzyms Phosphorylase handelte, später dann die weiteren Prozesse der im Muskel abgebauten Glukose über das Blut in die Leber (»Cori-Zyklus«), den Zusammenhang von Zuckerstoffwechsel und Hormonen.

Die enge Zusammenarbeit der Coris war in der amerikanischen Forschungslandschaft der Zwanziger- und

Gertrude Belle Elion 1918–1999 USA

Die Biochemikerin und Pharmakologin erhielt 1988 den Nobelpreis für Physiologie oder Medizin für ihre Entdeckung wegweisender Prinzipien der Arzneimitteltherapie. Sie entwickelte Arzneistoffe, die auch heute noch eingesetzt werden: Zytostatika, das erste Immunsuppressivum, das Organtransplantationen erst möglich machte; Wirkstoffe zur Behandlung von Gicht, Malaria, bakteriellen Infektionen, Herpes simplex und Gürtelrose, Aids. Sie meldete 45 chemisch-pharmakologische Patente an und erhielt mehr als zwanzig Ehrendoktorwürden. Ihr Studium hatte sich Gertrude mühsam erarbeiten müssen, da ihre Familie, Immigranten aus Litauen und Polen, infolge der Wirtschaftskrise 1929 verarmt war. Sie heiratete nie – ihr Verlobter war an einer bakteriellen Entzündung des Herzens gestorben. Nur zwei Jahre nach seinem Tod wurde das Penicillin entwickelt, das ihm das Leben gerettet hätte.

Hörsaal mit Studentinnen in Berlin, um 1930.

Dreißigerjahre alles andere als üblich, denn zahlreiche amerikanische Universitäten untersagten zu dieser Zeit die Beschäftigung von zwei Personen aus einer Familie in einem Institut, um Vetternwirtschaft vorzubeugen. Da Carl auf der offiziellen Zusammenarbeit mit seiner Frau bestand, schränkte dies den Radius seiner weiteren Tätigkeiten deutlich ein.

Im Jahr 1931 war Carl, der gemeinsam mit Gerty 1928 die amerikanische Staatsbürgerschaft angenommen hatte, eine Professur für Pharmakologie der Washington-Universität in St. Louis, Missouri, angeboten worden, Gerty erhielt hier eine Stelle als Forschungsassistentin, ein symbolisches Gehalt. 1936 wurde Sohn Carl Thomas geboren. Es war der heißeste Sommer des amerikanischen Mittelwestens, auch im Labor herrschten ohne Klimaanlage brütend heiße Temperaturen. Gerty, mittlerweile 40 Jahre alt, arbeitete, bis die Wehen einsetzten und sie auf direktem Weg vom Labortisch in die Klinik fuhr. Die Entdeckung des Cori-Esters stand unmittelbar bevor – und die wollte die Hochschwangere keineswegs verpassen. Eine eigene Dozentenstelle für Biochemie erhielt Gerty 1944; während des Zweiten Weltkriegs waren Frauen an den Universitäten wieder gefragter.

1947 war ein schicksalsträchtiges Jahr: Endlich bekam Gerty eine eigene ordentliche Professur. Das nunmehr gemeinsame Institut wurde deutlich größer und galt als die führende Forschungseinrichtung in der Enzym-Forschung. Die Krönung der internationalen Anerkennung ihrer wissenschaftlichen Arbeit: Der Nobelpreis für Gerty und Carl!

Doch es gab auch schlechte Nachrichten: In diesem Jahr bemerkte Gerty, dass gesundheitlich etwas mit ihr nicht stimmte; sie hatte eine seltene Knochenmarkserkrankung. Noch zehn Jahre lebte sie mit dieser Krankheit, angewiesen auf Bluttransfusionen, jedoch nie nachlassend in ihrer wissenschaftlichen Arbeit, anspruchsvoll an sich selbst und andere.

»Die Liebe zur Arbeit und die Hingabe daran erscheint mir die Grundlage dafür, glücklich zu sein«

»Ich glaube, dass die Wunder des menschlichen Geistes in Kunst und Wissenschaft zum Ausdruck kommen«, sagte Gerty Cori in einem Radio-Interview, »... die Versenkung in die großen menschlichen Leistungen aller Epochen hilft mir in Zeiten der Verzweiflung und des Zweifels. Menschliche Gemeinheit und Verblendung scheinen dann nicht mehr so wichtig. Ehrlichkeit, vor allem intellektuelle Integrität, Mut und Freundlichkeit, sind immer noch Tugenden, die ich bewundere, obwohl sich im Laufe der Zeit der Nachdruck leicht verschoben hat und mir heutzutage Freundlichkeit wichtiger erscheint als in meiner Jugend. Die Liebe zur Arbeit und die Hingabe daran erscheint mir die Grundlage dafür, glücklich zu sein. Für einen Forscher sind die unvergessenen Momente seines Lebens diese seltenen, die nach Jahren mühsam sich dahinschleppender Arbeit kommen, wenn sich der Schleier über dem Geheimnis der Natur plötzlich hebt und wenn das, was dunkel und chaotisch war, in klarem Licht und schönster Struktur erscheint.«

Dampfinhalationsapparat mit Gewichtsventil.

Rosalyn Yalow   *1921 USA

1977 erhielt die New Yorker Physikerin Rosalyn Sussman Yalow den Nobelpreis für Physiologie oder Medizin für die Entwicklung von »Radioimmunoassays (RIA) von Peptidhormonen«, eine Technik, die sie knapp zwanzig Jahre zuvor entwickelt hatte. Dabei handelt es sich um ein Verfahren, mit dem kleinste Mengen von Substanzen wie Hormonen, Enzymen, Tumorantigenen, Medikamenten oder DNA nachgewiesen werden können – heute u.a. angewendet in der Früherkennung von Krebs. Eine geniale Idee: Radioaktiv markierte Substanzen auf einem Testkörper werden nach und nach – wenn vorhanden – von den sich in der Testprobe befindlichen, gesuchten Stoffen verdrängt. Die Strahlung der verdrängten Stoffe wird gemessen, wodurch sich Rückschlüsse auf Vorhandensein und Menge der getesteten Substanzen ziehen lassen.

Barbara McClintock
1902–1992   USA

Die Genetik, die Lehre der Vererbung, fragt danach, wie Merkmale von einer Generation auf die nächste übertragen werden, welche Merkmale gleich bleiben und welche verändert werden. Vor fünfzig Jahren, als Barbara McClintock mit ihren Forschungen begann, war über diese Vorgänge noch sehr wenig bekannt. Zwar hatte der Mönch Gregor Mendel Ende des 19. Jahrhunderts dank seiner Kreuzungsversuche bei Erbsen gewisse Regeln über die Vererbung aufgestellt, doch auf welchem Wege Eigenschaften von Generation zu Generation weitergegeben wurden – darüber tappte man völlig im Dunkeln. Die abstrakten Gesetzmäßigkeiten der Vererbung beschäftigten die klassischen Genetiker. Weniger interessierte sie, wo in der Zelle sich die Gene als Träger der Erbanlagen befinden und wie sie aussehen. Die Zelle war Gegenstand der Zytologie, die die Vorgänge in Zelle und Zellkern zu erforschen versuchte.

Die Verbindung von Genetik und Zytologie war eine damals sehr junge Wissenschaft. Die Genetik wurde hier nicht abstrakt, sondern am konkreten Objekt und im Labor erforscht. Gleichzeitig blickte man auf die äußeren Merkmale und – durch das Mikroskop – auf die Zellebene, hier vor allem auf die von den Zytologen entdeckten Chromosomen. Ob es hier wirklich einen Zusammenhang gab, war aber äußerst umstritten.

Die ersten Entdeckungen der Zytogenetik stammten vor allem aus der »Fliegenkammer« an der Columbia University, wo ab 1910 in zahlreichen Experimenten mit der Fruchtfliege Drosophila einerseits geprüft wurde, wie sich Augenfarbe oder Flügelgröße vererben, andererseits, parallel dazu, was auf der chromosomalen Ebene geschieht.

Die Entdeckung der »springenden Gene«

Barbara McClintock gilt als die bedeutendste Zytogenetikerin des 20. Jahrhunderts. Allerdings arbeitete sie nicht mit Fruchtfliegen, sondern mit Mais, einem

Medizinstudentinnen im Hörsaal der gynäkologischen Klinik der Universität Berlin, 1931.

Forschungsobjekt, dass die Genetiker nicht sonderlich ernst nahmen. Und so erregte es in der Fachwelt wenig Aufsehen, als Barbara 1951 nach langen Jahren und unendlichen Forschungsreihen von einer faszinierenden Entdeckung berichtete. Dank einer neuen Färbetechnik und einer von ihr selbst entwickelten Technik, einzelne Chromosomen des Mais unter dem Mikroskop zu beobachten, konnte sie die Ergebnisse ihrer Kreuzungsversuche mit der Chromosomenanalyse in Beziehung setzen und hatte Erstaunliches festgestellt: Manche Gene auf den Chromosomen des Mais waren nicht fest lokalisiert, sondern konnten sich bewegen – und veränderten durch ihre Bewegungen die Merkmale in der nächsten Generation. Dass es »springende Gene« gab und damit ein bewegliches genetisches System, war schon absonderlich genug. Dass aber diese Gene möglicherweise als Kontrollinstanz von Mutationen, genetischen Veränderungen fungierten, klang für die Kollegen zu absurd, um wahr zu sein.

Ohnehin war der Forschungsgegenstand von McClintock kompliziert, befand er sich doch an der Schnittstelle zweier Wissenschaften, ihr Schreibstil tat das Übrige. »Die Lektüre dieses Artikels ist nicht einfach«, warnte sie ihre Leser. Und vor allen Dingen: Barbara befasste sich mit dem Mais. Was hatte das schon mit dem Menschen zu tun?

»Diese Frau ist entweder verrückt oder ein Genie«

Mehr als dreißig Jahre später, mit 81 Jahren, erhielt Barbara McClintock 1983 den Medizin-Nobelpreis für genau diese Entdeckung. Mehr und mehr Forschungsergebnisse hatten in der Zwischenzeit einerseits die gängige Vorstellung, dass die Gene fest auf den Chromosomen sitzen, gestürzt, andererseits gezeigt, dass Barbara McClintocks Erkenntnisse auch für den menschlichen Organismus von immenser Bedeutung waren, dass es genau diese springenden Gene sind, die für ein bewegliches genetisches System sorgen und eine genetische Selbstregulation ermöglichen. Sie sind es, die beispielsweise verursachen, dass die Resistenz eines Menschen gegenüber einem ganz bestimmten Antibiotikum auf ein anderes Antibiotikum übergehen kann.

»Mein Gott, diese Frau ist entweder verrückt oder ein Genie!«, sagte die Genetikerin Lotte Auerbach über Barbara McClintock. Ganz offensichtlich war Barbara ein außergewöhnlicher Mensch. Geboren in Hartford, Connecticut, war sie seit Kindesbeinen gerne allein, eine Vorliebe, die Barbara ihr Leben lang beibehielt, privat wie in ihrem beruflichen Umfeld. Sie studierte im Cornell's College of Agriculture, legte ihren Ph.D. (Doktorgrad) in Zytologie ab, mit weiteren Abschlüssen in Genetik und Zoologie. Nachdem sie 1936 zunächst an der University of Missouri zu arbeiten begonnen hatte, wechselte sie 1942 an die Abteilung für Genetik des Cold Spring Harbour Laboratory auf Long Island bei New York, wo sie eine feste Anstellung erhielt, frei forschen konnte, von nun an blieb und – bis zwei Tage vor ihrem Tod – an sieben Tagen in der Woche jeweils 12 Stunden arbeitete.

Ihr Leben – zwischen Maisfeld und Labor – gehörte der Wissenschaft, sie schätzte den wissenschaftlichen Diskurs mit engagierten und intelligenten Kollegen und vermisste weder Mann noch Kinder. Auf der Pressekonferenz zum Nobelpreis sagte sie: »Ich habe ein sehr, sehr befriedigendes und interessantes Leben gehabt. Ich konnte es am Morgen nicht abwarten, ins Labor zu gehen, und ich hasste es einfach, zu schlafen.«

Barbara McClintock befasste sich in ihrer Forschungsarbeit intensiv mit Mais und erforschte daran zum ersten Mal die »springenden Gene«.

59 WISSENSCHAFTLERINNEN *Barbara McClintock*

Rita Levi-Montalcini
*1909 ITALIEN

Im Jahr 1940 sah es keineswegs danach aus, dass Rita Levi-Montalcini eine außergewöhnliche Karriere als Wissenschaftlerin vor sich haben würde, von einem Nobelpreis ganz zu schweigen. Mussolini hatte 1936 mit seinem »Manifest zur Rassenfrage« Nichtarier von akademischen Berufen in Italien ausgeschlossen. Dies galt auch für die Jüdin Levi-Montalcini, die nicht nur ihre Assistenzarztstelle verlor, sondern auch die Aussicht, jemals wieder als Ärztin zu arbeiten. Welch eine Enttäuschung! Gegen den Wunsch des Vaters hatte sie Medizin studiert, sich für die erforderliche Aufnahmeprüfung gemeinsam mit einer Kusine im Alleingang vorbereitet. An der Turiner Universität war sie von Prof. Giuseppe Levi, einem bedeutenden Histologen, in die diffizile Forschung an Nervenzellen eingeführt worden, hatte sich nach ihrem Studium, das sie summa cum laude abschloss, auf Neurologie und Psychiatrie spezialisiert. Und nun der Entzug der Arbeitserlaubnis, der Verlust jeglicher beruflichen Perspektive.

Aufgeben gab es für Rita nun nicht mehr

Zunächst war Rita 1939 an das Neurologische Institut in Brüssel gegangen, musste es aber nach der deutschen Besetzung Belgiens ein Jahr später bereits wieder verlassen und zurückkehren in ihre Heimatstadt Turin. Wie aber sollte sie hier unter den gegebenen Bedingungen ihre akademische Karriere fortsetzen? In dieser ausweglos scheinenden Situation erzählte ihr Rodolfo Amprino, ein alter Studienkollege, von den schwierigen Bedingungen, unter denen der spanische Neuroanatom Ramón y Cajal, Nobelpreisträger der Medizin von 1906 und eines der wichtigen Vorbilder Ritas, sein epochemachendes Werk über das Nervensystem von Menschen und Wirbeltieren geschrieben hatte. Rodolfos Geschichte machte Rita Mut: »Sein Ratschlag hätte auf keinen fruchtbareren Boden fallen können. Rodolfo hatte eine Saite in mir berührt, die seit meiner frühen Kindheit geklungen hatte: der Wunsch, eine Abenteuerreise in unbekannte Länder zu unternehmen. Noch verlockender als unberührte Wälder war der Dschungel, der sich in jenem Moment vor mir auftat: das Nervensystem mit seinen Milliarden von Zellen, die Kolonien bilden, von denen keine ist wie die andere und die in ein scheinbar unentwirrbares Netz neuronaler Schaltkreise eingebunden sind.«

Ein Aufgeben gab es für Rita nun nicht mehr. Sie wollte weiter im Bereich des Nervensystems forschen,

Oben: Porträt Rita Levi-Montalcinis, 1965.

auf eigene Faust. In ihrem ohnehin kleinen Schlafzimmer richtete sie sich ein Labor ein. Viel Platz war hier nicht, aber für zwei Tische mit Mikroskopen und einen weiteren Tisch, an dem sie präparierte, reichte es gerade. Auf diesem Tisch stand ein von ihrem Bruder gebauter Brutkasten. Er besaß links und rechts zwei Öffnungen für die Hände, die Temperatur im Inneren lag konstant bei 38 Grad Celsius. In diesem Kasten sezierte Rita die Hühnerembryonen, präparierte die Nervenzellen, untersuchte sie dann unter dem Mikroskop. Schon bald stieß Giuseppe Levi zu ihr, ihr ehemaliger Lehrer. »Das sperrigste, weil bewegliche Stück war der gute alte Levi,

forschte sie weiter, unter Einsatz der bei Levi erlernten Schnitt- und Färbetechniken. Doch die Umstände waren schwierig: Bei jedem Bombenangriff, so die Biografin Charlotte Kerner, musste Rita die wichtigsten Proben, das wertvollste Mikroskop im Keller in Sicherheit bringen. Als die Angriffe sich häuften, zog die Familie Levi-Montalcini in ein Landhaus in den Astigiano-Bergen. Auch hier richtete Rita sich ein, wie sie sagte, »Privatlabor à la Robinson Crusoe« ein, in einer Ecke des Wohnzimmers, besorgte sich von den umliegenden Bauernhöfen Eier, die jedoch befruchtet sein mussten. Und wenn der Strom ausfiel, die Temperatur im Brutkasten absank,

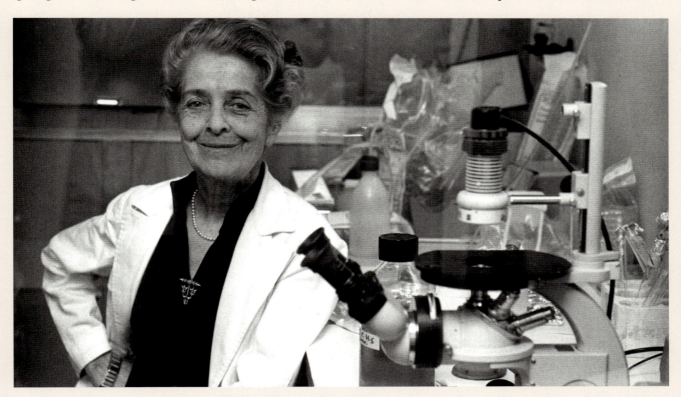

Die Nobelpreisträgerin an ihrem Arbeitsplatz im Labor.

der sich meinen Untersuchungen anschloss, nachdem er im Sommer 1941 aus Belgien nach Italien zurückgekehrt war. Mit seinem großen Leibesumfang und seiner geringen Wendigkeit drohte er bei jeder Bewegung die sezierten Embryonen, die ich vorsichtig ins Regal gesetzt hatte, in einem Handstreich zu zerstören.«

Rita hatte zwei Jahre zuvor einen Artikel des deutschen Biologen Viktor Hamburger gelesen, einem Pionier der Neuroembryologie, der sich mit den Entwicklungsstadien des Hühnerembryos befasste. Bei seinen Versuchen setzte sie nun in ihrer eigenen Arbeit an, hier

wurden ihre Bemühungen zunichte gemacht. Dennoch ließ sich Rita nicht von ihrem Projekt abhalten, vertiefte sich in die Welt der Nervenzellen, vergaß Krieg und Terror um sich herum: »Mir half die wohlbekannte Eigenschaft des Menschen, die Realität zu leugnen«, so Levi-Montalcini später.

Als im Herbst 1943 die Deutschen in Italien einmarschierten, tauchten die Levi-Montalcinis in Florenz unter. Rita arbeitete als Ärztin in einem Flüchtlingslager, doch die Realität von Leid und Tod machte ihr sehr zu schaffen. Eine Erfahrung, die ihr bewusst machte, dass die Forschung ihr mehr lag als die Arbeit als praktische Ärztin. Nach dem Ende des Zweiten Weltkriegs konnte sie wieder ihre alte Arbeitsstelle als Assistentin am Anatomischen Institut der Universität Turin aufnehmen – was sie nicht befriedigte – und studierte parallel Biologie. Dann eine unerwartete Wende: Viktor Hamburger selbst hatte einen Artikel von ihr in einer belgischen Fachzeitschrift gelesen. Er lud sie zu einem Forschungssemester an die Washington University nach St. Louis in den USA ein. 1947 reiste Rita nach Amerika. In St. Louis stand sie ihrem großen Vorbild Hamburger gegenüber, zunächst etwas unsicher. Doch bereits in diesem ersten Gespräch spürte sie, dass sie in seiner Arbeitsgruppe, in diesem Institut in St. Louis endlich den Platz gefunden hatte, an dem ihre Arbeit anerkannt war, sie gefördert wurde, etwas lernen konnte. Aus dem Forschungssemester wurde ein Aufenthalt von mehr als 25 Jahren.

Während der Nobelpreis-Verleihung am 10. Dezember 1986 in Stockholm. Sie erhielt den Nobelpreis in Medizin für die Aufklärung der Wachstumsmechanismen von Zellen und Organen.

Auch hier in St. Louis widmete sich Rita in verschiedensten Untersuchungsreihen dem Wachstum von Nervenzellen. Ein entscheidendes Experiment fand 1952 statt. Rita transplantierte zunächst Krebszellen aus Mäusen in Hühnerembryonen ein. Die implantierten Krebszellen und die Nervenzellen der Embryonen hatten keinen unmittelbaren Kontakt zueinander, waren nur über das Blut verbunden – und dennoch begannen die Nervenzellen zu wuchern, so wie Krebszellen es tun. Es musste also ein Signal von der Krebszelle zur Nervenzelle gegeben haben, vielleicht gab es eine – wie auch immer geartete – Substanz, die durch das Blut von der Krebszelle zur Nervenzelle übertragen wurde. Rita hatte eine Spur aufgenommen, und sie forschte in den folgenden sechs Jahren an Hühnerembryonen und Gewebekulturen, um herauszufinden, welche Substanz Nervengewebe veranlassen konnte, neu auszusprossen. Zusammen mit dem 13 Jahre jüngeren amerikanischen Biochemiker Stanley Cohen, der ab 1953 mit ihr gemeinsam arbeitete, gelang es ihr schließlich 1954, den *nerve growth factor*, kurz NGF, zu identifizieren und seinen chemischen Aufbau zu entschlüsseln.

Weitreichende Konsequenzen für die Behandlung von Tumorerkrankungen

Mit ihren Forschungen, die über die Entdeckung des NGF weit hinaus gingen, stießen Hamburger, Levi-Montalcini und Cohen eine neue Tür in der Biologie auf, brachten die Existenz von physiologischen Wachstumsmechanismen, welche Stoffwechsel, Wachstum und Entwicklung von Zelle und Gewebe entscheidend beeinflussten, überhaupt erst einmal ins Bewusstsein. In den folgenden Jahrzehnten entdeckte die Wissenschaft weitere Wachstumsfaktoren, deren Kenntnis ein neues Licht auf die Entwicklungslehre warf, neue Hinweise auf die Ursachen von Krankheiten lieferte – und auf mögliche Therapieansätze. Es wundert nicht, dass auch mit der weiteren Erforschung des *nerve growth factors* immense Hoffnungen verbunden wurden, insbesondere im Hinblick auf die Behandlung von Nervenverletzungen und Nervenerkrankungen. Als Levi-Montalcini, die bereits seit 20 Jahren intensiv zur Nervenphysiologie und zur Zellbiologie geforscht hatte, die entscheidenden Forschungsreihen zum *nerve growth factor* durchführte, interessierten sie derartige Anwendungen herzlich wenig. Erst mit der Zeit wurde deutlich, welche Pionierarbeit im Labor der Universität von St. Louis geleistet worden war, welche Bedeutung die Forschungsarbeit zum Nervenwachstum auch für andere Bereiche hatte. Mehr als vierzig Jahre nach ihren ersten Versuchen in den italienischen Bergen und dreißig Jahre nach der Entdeckung des NGF wurden Rita Levi-Montalcini und Stanley Cohen 1986 mit dem Nobelpreis für Medizin oder Physiologie für die »Aufklärung der Wachstumsmechanismen von Zellen und Organen« geehrt. Kurze Zeit später kamen Organpräparate aus Rinderhirn auf den Markt, die den NGF enthalten und geschädigten Nerven regenerieren sollten. Das Mittel schien

Die italienisch-amerikanische Neurobiologin in ihrem Büro, vor ihr eine Versuchsmaus.

harmlos, doch wurden nach einiger Zeit gravierende Nebenwirkungen bekannt – Beispiel dafür, dass auch der Weg von der Forschung zur therapeutischen Praxis noch einmal gründlicher wissenschaftlicher Prüfung bedarf.

Bereits 1958 war Rita, die nie geheiratet hatte und später sagte, sie habe in ihrem Leben »nie ein Kind auf den Arm genommen«, Professorin in St. Louis und amerikanische Staatsbürgerin geworden. Doch zog es sie es auch wieder nach Italien, wo ihre Mutter und ihre Zwillingsschwester Paola – eine Künstlerin – lebten. Mit Unterstützung der USA und Italiens konnte sie 1961 in Rom ein Forschungsinstitut aufbauen und pendelte von nun an zwischen Rom und St. Louis. 1969 übernahm sie die Leitung des Instituts für Zellbiologie des nationalen Forschungsrats in Rom, beschäftigte hier zu 50 Prozent Frauen. Ab 1977 blieb sie ganz in Italien. 1979 wurde sie im Alter von siebzig Jahren pensioniert.

Rita Levi-Montalcini, die *grande signora della scienza*, die noch mit 101 Jahren in beeindruckender Elganz vor die Öffentlichkeit tritt, sieht heute mit Freude, über wie viel mehr Rechte und Freiheiten die Frauen im 21. Jahrhundert verfügen: »Die Tore zur Freiheit sind jetzt weit geöffnet. Und ich, die ich in meiner Jugend vor verschlossenen Toren stand, ich blicke voller Liebe auf die lange Reihe meiner jüngeren Schwestern, die sich aufmachen, jenen Weg zu begehen, der uns damals versperrt war.« Auf die Frage, welche Eigenschaften für den Nobelpreis entscheidend waren, antwortete sie auf der Pressekonferenz zur Preisverleihung: »Totale Hingabe und die Neigung, Schwierigkeiten zu unterschätzen. Das führt dazu, dass man sich auf Probleme stürzt, die andere, kritischere und scharfsinnigere Leute tunlichst umgehen.«

Rosalind Franklin
1920–1958 ENGLAND

Rosalind Franklin lieferte ein entscheidendes Puzzle-Teil für die Entschlüsselung der DNS (Desoxyribonukleinsäure) oder DNA, dem Träger der menschlichen Erbanlagen. Dennoch gelten als Entdecker der DNS bis heute James Watson und Francis Crick. Sie erhielten dafür 1962 den Nobelpreis, gemeinsam mit Maurice Wilkins, einem Kollegen von Rosalind Franklin. Sie selbst war einige Jahre zuvor mit nur 38 Jahren an Krebs gestorben.

Rosalind Elsie Franklin wurde 1920 in London als Kind einer jüdischen Bankiersfamilie geboren. Vielleicht war es der Einfluss der drei älteren Brüder, sicherlich aber der breit gefächerte Unterricht an der angesehenen St.-Paul's-Mädchenschule, der Rosalinds Interesse für die Naturwissenschaften weckte. Zur Überraschung der Eltern, die sich stark für die Probleme der Gesellschaft engagierten; zum Beispiel halfen sie zahlreichen Juden, die vor den Nationalsozialisten aus Deutschland geflohen waren. Wahrscheinlich hatten sie eher an einen sozialen Beruf für ihre Tochter gedacht.

Der Weg zur international bekannten Wissenschaftlerin

Rosalind studierte in Cambridge Chemie. Nachdem sie 1938 bereits die beste Zulassungsprüfung abgelegt hatte, schloss sie 1941 auch als Beste in physikalischer Chemie ab. Sie spezialisierte sich mehr und mehr auf die Kristallografie und machte 1945 ihren Ph.D. (Doktorgrad) mit einem Forschungsstipendium über die Struktur von Kohle. Bereits 1942 hatte sie mit Forschungsarbeiten für die British Coal Utilization Research Association begonnen; sie untersuchte den Einfluss der verschiedenen Verarbeitungsprozesse auf die chemischen Eigenschaften und die Struktur der Kohle. Die Veränderungen insbesondere der chemischen Struktur, das merkte Rosalind schnell beim Vergleich der Verfahren, konnten am besten mit einer ganz besonderen Technik erfasst werden: der sogenannten Röntgenstrukturanalyse, bei der Röntgenstrahlen am Kristallgitter gebeugt werden und so der atomare Aufbau eines Kristalls ermittelt werden kann. Die beste Adresse für diese Methode war das Laboratoire Central des Services Chimique de l'État in Paris. Für drei Jahre ging Rosalind nach Paris, um die Röntgenstrukturanalyse von Grund auf zu erlernen. Sie widmete sich dort vor allem der chemischen Struktur von Kohle und Holzkohle und war auf dem Gebiet der Kristallografie und Röntgenbeugungsanalyse bald eine international bekannte Wissenschaftlerin.

Im Jahr 1951 erhielt Rosalind einen Ruf ans Kings College in London, um dort mit Maurice Wilkins und einem Doktoranden, Raymond Gosling, mithilfe der

Röntgenstrukturanalyse zur Struktur der DNS zu forschen. Es gab zwar schon verschiedene theoretische Überlegungen über die Struktur der DNS, doch fehlte es an konkreten Hinweisen für die tatsächliche Form der DNS, von echten Belegen ganz zu schweigen. An verschiedenen Orten wurde parallel fieberhaft nach diesen Belegen geforscht: In Amerika war Linus Pauling, ein herausragender Proteinforscher und Nobelpreisträger für Chemie 1954, ebenso mit der Entschlüsselung der DNS beschäftigt wie – im englischen Cambridge – der britische Physiker und Molekularbiologe Crick und der US-amerikanische Biochemiker Watson, deren Stärke in Theoriebildung und Modellbau bestand, dann in London Wilkins und Franklin. Im Jahr 1952 dann gelang Rosalind Franklin die entscheidende röntgenstrukturanalytische Aufnahme, die den Schluss nahelegte, dass die DNS eine Spiralform hatte. Und doch blieben noch diverse Fragen offen, die Rosalind durch weitere Forschungen zunächst beantworten wollte.

»Als ich das Bild sah, klappte mir der Unterkiefer herunter«

Das besagte Bild zeigte Wilkins 1953 Watson und Crick ohne Wissen Rosalind Franklins. Dem Bericht des zu diesem Zeitpunkt gerade einmal 25 Jahre alten Watson zufolge erkannte dieser sofort die entscheidende Bedeutung des Fotos: »In dem Augenblick, als ich das Bild sah, klappte mir der Unterkiefer herunter, und mein

Puls flatterte. Das Schema war unvergleichlich viel einfacher als alle, die man bisher dahin erhalten hatte. ... Darüber hinaus konnte das schwarze Kreuz von Reflexen, das sich in dem Bild deutlich abhob, nur von einer Spiralstruktur herrühren.« Watson und Crick gelang es – und das war ihre Leistung –, das Bild zu interpretieren, die vermuteten chemischen Moleküle mit ihm in Verbindung zu setzen, die Struktur zweier antiparalleler Ketten zu entwickeln und ein entsprechendes Modell zu präsentieren. 1953 veröffentlichten sie ihre Überlegungen in der Zeitschrift *Nature* – und galten seit diesem Zeitpunkt als die gefeierten Entdecker der DNS. In einer Fußnote verwiesen sie auf die »Anregung durch unpublizierte Forschungsergebnisse und Ideen von Dr. Wilkins, Dr. Franklin und deren Kollegen«. Franklin, Wilkins und ihre Mitarbeiter publizierten in der gleichen Ausgabe ihre eigenen Daten, die die Aussagen von Watson und Crick bestätigten.

Noch im gleichen Jahr verließ Rosalind Franklin die Abteilung von Wilkins und wandte sich anderen Forschungsthemen zu. Drei Jahre später, erst 36 Jahre alt, erkrankte sie an Krebs.

Ob Rosalind wohl ebenfalls für den Nobelpreis nominiert worden wäre, wenn sie zu diesem Zeitpunkt noch gelebt hätte? In den Nobelpreisreden von Watson und Crick zumindest wurde die Tatsache, dass sie den entscheidenden Beweis für die Entschlüsselung der DNS lieferte, mit keinem Wort erwähnt.

Linke Seite: Rosalind Franklin trug mit ihrer Röntgenstrukturanalyse entscheidend zur Entschlüsselung der DNA bei.
Links: Die Naturwissenschaftlerin am Mikroskop.

III ORDENSFRAUEN UND KRANKENSCHWESTERN

Männer heilen, Frauen pflegen – so die unausgesprochene Überzeugung vieler Ärzte vom Mittelalter bis ins 20. Jahrhundert. Von dem Bewusstsein der gegenseitigen Abhängigkeit konnte keine Rede sein.

Das gern gezeichnete Bild der idealen Krankenschwester präsentiert der Allgemeinheit eine gut aussehende, lächelnde Frau, hochgeschlossen und tadellos gekleidet, die von Bett zu Bett geht und die Kissen richtet. Doch bereits Florence Nightingale warnte: »Barmherzige Schwestern dürfen nicht wie Engel ohne Hände zwischen den Patienten umherschweben.« Die Porträts auf den folgenden Seiten zeigen »Engel *mit* Händen«, die unter schwierigsten Bedingungen ihre Arbeit verrichteten. Sie hatten Nerven aus Stahl, einen scharfen Verstand und eine Willenskraft, die ihnen in der Auseinandersetzung mit Militärs, Vorgesetzten und Bürokraten half, ihre Ziele zu erreichen. Florence Nightingale brachte Ordnung in die desaströsen Zustände der Krankenlazarette an der Front im Krimkrieg und entwickelte ein Ausbildungskonzept der Krankenpflege. Clara Barton engagierte sich im amerikanischen Bürgerkrieg und gründete das amerikanische Rote Kreuz. Elsa Brändström sorgte für eine Verbesserung der Lagerbedingungen für Kriegsgefangene in Russland.

Hunderte von Jahren vor ihnen waren es vor allem die Ordensfrauen und -brüder, denen Heilkunde und Pflege oblagen. Zahlreiche Frauen, die später heiliggesprochen wurden, engagierten sich hier selbstlos und entsagungsvoll. Ausgewählt für dieses Buch wurden zwei Ordensfrauen aus der früheren Geschichte. Hildegard von Bingen und Teresa von Ávila darf man sich als Frauen mit großem Herzen, klarem Verstand, eigenem Kopf und sehr viel Energie vorstellen, einer berührenden Kombination aus Pragmatismus, Emanzipation und Spiritualität. Beide sind als »heilende Frauen« auch heute noch so interessant, weil sie Geist, Seele und Körper als Einheit betrachteten, die es zu schützen und pflegen gilt.

Das Kapitel schließt mit Angela Autsch, einer wenig bekannten Nonne, die, als politischer Häftling selbst ins Konzentrationslager verschleppt, in Ravensbrück und Auschwitz geholfen hat, wo immer es ihr möglich war. Bis heute ist sie ein Vorbild für Zivilcourage und die leisen Töne der Nächstenliebe.

Hildegard von Bingen
1098–1179 DEUTSCHLAND

Sie ist die unangefochtene Nummer eins unter den heilenden Frauen, die einzige, die sich in den Annalen der Medizingeschichte neben Hunderten von Ärzten behaupten konnte und deren Name auch heute noch populär ist. Die nach ihr benannte »Hildegard-Heilkunde« boomt, selbst wenn sie mit wenig bekannten Gewürzen und Heilpflanzen aufwartet, mit Galgant gegen Herzbeschwerden und Edelkastanien bei Magenschmerzen, selbst wenn hier die Kraft der Edelsteine beschworen und bei abnehmendem Mond zur Ader gelassen wird. Hildegard von Bingen spricht noch immer die Menschen an, weil sie sie als Teil der Natur und des Kosmos gesehen hat, als Einheit von Körper, Seele und Geist, unter dem Schutz eines großen Gottes.

Rupertsberger »Scivias Kodex«, entstanden vor 1179.

Dass alle Kraft von Gott kommt, von der göttlichen Liebe, dessen war sich die Benediktinerin gewiss, die als zehntes Kind einer wohlhabenden, adligen Familie schon im Alter von zehn Jahren als »zehnter Teil« der Kirche überantwortet worden war. Diesem Gott war sie immer wieder in ihren Visionen begegnet, hatte ihn gehört und gesehen als gleißendes Licht, das sie erfüllte und ergriff. Ihre erste große Vision sollte dazu führen, dass Hildegard von Bingen nach einem Leben in Abgeschiedenheit im Kloster auf dem Disibodenberg die öffentliche Bühne ihrer Zeit betrat, die gängigen Regeln des klerikalen Lebens infrage stellte und zu einer der bekanntesten Persönlichkeiten ihrer Zeit wurde. Als Visionärin, Theologin, prophetische Lehrerin, universal interessierte Naturforscherin und Komponistin ging sie in die Geschichte ein.

» Schreibe auf, was du siehst und hörst!«

»Als ich 42 Jahre und sieben Monate alt war, kam ein feuriges Licht mit Blitzesleuchten vom Himmel hernieder. Es durchströmte mein Gehirn und durchglühte meine Brust, und plötzlich erschloss sich mir der Sinn der Schriften. Ich vernahm eine Stimme vom Himmel, die zu mir sprach: Schreibe auf, was du siehst und hörst.« Das war der entscheidende Auftrag, den Hildegard von Bingen in dieser Vision erhielt. Visionen waren ihr durchaus vertraut, schon als Kind hatte sie »Gesichte geschaut«, ein solch direkter Auftrag jedoch war neu: »Sage und schreibe, was du siehst und hörst!«, und weiter: »doch weil du schüchtern bist zum Reden und einfältig zur Auslegung und ungelehrt, das Geschaute zu beschreiben, sage und schreibe aus der Gabe heraus, die dir in himmlischen Gesichten zuteil wird.« Der göttliche Auftrag war kompromisslos, Gottes Worte unmissverständlich.

Hildegard, die nach dem Tod ihrer verehrten Lehrerin Jutta von Sponheim einige Jahre zuvor die Leitung der dem Männerkloster angegliederten Frauenklause übernommen hatte, fühlte sich dieser Aufgabe ganz und gar nicht gewachsen; sie wurde zunächst schwer krank. In ihrer Not vertraute sie sich dem Probst des Klosters an, Volmar, einem langjährigen Vertrauten und Freund. Volmar ermutigte sie und bot ihr an, sie zu unterstützen, so gut er nur konnte. Und schließlich gab es ja auch noch Richardis, eine junge Nonne, die Hildegard wie eine Mutter liebte und ihr zutiefst ergeben war.

Auf der ersten der 35 Miniaturen des Rupertsberger »Scivias Kodexes«, entstanden vor 1179, sieht man Hildegard, über ihrem Kopf die Flamme der göttlichen Eingebung, in der Hand einen Griffel, mit dem sie das Gesehene in eine Wachstafel ritzt (siehe linke Seite unten). Auf der anderen Seite des Fensters, das sich zwischen Männer- und Frauentrakt befindet, Volmar, der ihre Notizen korrigiert und feinsäuberlich mit Tinte und Feder auf Pergamentpapier kopiert.

Das Kloster Rupertsberg in Rheinland-Pfalz wurde von Hildegard von Bingen im Jahr 1150 gegründet. Stahlstich, um 1850.

Was sich in der Klosterzelle direkt zwischen Frauen- und Männertrakt tat, blieb nicht lange verborgen. Volmar informierte den Abt des Klosters, dieser die Mainzer Kirchenbehörde, der Mainzer Erzbischof wiederum den Papst, der eine Kommission zum Kloster auf dem Disibodenberg schickte, um Hildegards Schriften zu prüfen. Es war ein großer Tag, als Papst Eugen III. 1147 auf der Synode in Trier die Authentizität der Schriften bestätigte und damit Hildegard offiziell als Seherin anerkannte.

KRANKENSCHWESTERN *Hildegard von Bingen*

In ihrem ersten großen theologischen Werk »Sci vias« spannte Hildegard von Bingen einen Bogen von der Schöpfungsgeschichte bis zur Erlösung der Welt.

Nun hatte sie eine ganz andere Machtposition inne, konnte im Kloster, aber auch in der Öffentlichkeit weitaus selbstbewusster auftreten, sich ganz und gar ihrer neuen Aufgabe widmen, wobei sie sich als »geöffnete Tür, durch die Gott hindurch tritt«, sah, als »die Posaune Gottes«, die den Menschen die göttliche Botschaft eröffnete.

Kampf zwischen Tugend und Laster – ein entscheidendes Thema für die Visionärin

Ihr erstes großes theologisches Werk, »Sci vias« (Wisse die Wege), entstand. Darin spannte sie einen Bogen von der Schöpfungsgeschichte bis zur Erlösung der Welt. Zahlreiche Schriften sollten folgen, darunter »Liber divinorum operum« (Das Buch von den göttlichen Werken), eine Gesamtschau von Gott und Mensch, Natur und Kosmos, Glaube und Theologie. Ein zentrales Thema Hildegards war der Kampf zwischen Tugend und Laster; es wurde von ihr auch in einem ihrer zahlreichen musikalischen Werke umgesetzt: in dem Singspiel »Ordo virtutum« – in etwa: Spiel der Kräfte.

Abt Kuno profitierte von der Aufmerksamkeit, die seinem Kloster dank Hildegard zuteil wurde, weshalb er sich vehement gegen ihren Plan wehrte, ein eigenes Frauenkloster auf der anderen Rheinseite zu eröffnen. Hildegard reagierte auf diese problematische Situation wiederum mit einer schweren Krankheit. Zwei Jahre lang lag sie wie gelähmt im Bett, erst als Abt Kuno endlich einlenkte, wurde sie wieder gesund. Unter größten Schwierigkeiten baute sie das Kloster Rupertsberg (St. Rupertus) bei Bingen auf, in das sie im Jahr 1150 mit zwanzig Nonnen umzog. Trotz massiver Behinderungen seitens der Kirchenbehörden gelang es ihr im Laufe der Zeit, das Kloster zu Reichtum und Blüte zu führen.

»Leib und Seele sollen eine gute Ehe miteinander führen«

So unerschrocken und selbstbewusst Hildegard Abt Kuno gegenübergetreten war, so offen beschrieb sie auch Missstände, trat sie für ihre geschaute Vision eines besseren Lebens und damit auch für eine Reform der Kirche ein. Sie erlaubte den ihr anvertrauten Nonnen, am Sonntag mit offenen Haaren, mit Schmuck und in langen, weißen, festlichen Gewändern das Abendmahl einzunehmen, geschmückt als die Bräute Christi. Als erste Frau unternahm sie öffentliche Predigtreisen. Auf dem Friedhof des Klosters ließ sie später einen Exkommunizierten begraben und, als die Kirche die Exhumierung anordnete, den gesamten Friedhof umpflügen, damit sein Grab nicht mehr auszumachen war. Sie nahm Kontakt zu hohen Würdenträgern auf, um von ihnen Unterstützung für ihre Klöster zu erhalten, und diese wiederum suchten den Rat der Äbtissin, darunter auch König Barbarossa. Das hohe Ansehen genoss Hildegard nicht nur aufgrund ihrer umfangreichen Bildung, sondern vor allem auch wegen ihrer moralischen Integrität, ihrer Unbestechlichkeit. Sie fühlte sich nur sich selbst und ihrem Gott verpflichtet.

Die Hildegard-Forscher verweisen auf die drei Hauptwerke, die drei großen theologischen Schriften, die das Werk der Hildegard maßgeblich prägen und deren Ursprung eindeutig gesichert ist. Die naturwissenschaftlichen und naturkundlichen Schriften dagegen sind im Original nicht mehr erhalten, ihre Inhalte sollen im 13. Jahrhundert auf die heute verfügbaren Titel »Physica« und »Causae et Curae« aufgeteilt worden sein. Diese Bücher enthalten zahlreiche Rezepte, die heute neue Beliebtheit erfahren.

In allen Schriften Hildegards, die die Menschen aus der »Gottvergessenheit herausreißen wollte«, werden die zentralen Elemente des Weltbilds von Hildegard deutlich. Darin sind Körper, Geist und Seele untrennbar miteinander verbunden und beeinflussen sich gegenseitig: »Leib und Seele sollen eine gute Ehe miteinander führen«, heißt es. Hildegard könnte man somit als eine überzeugte Vertreterin der Psychosomatik bezeichnen, nach der die psychische Verfassung, aber auch unsere Einstellungen den Gesundheitszustand beeinflussen. Gesundheit bedeutete für Hildegard damit auch, die eigene innere Haltung zu läutern, gegen Charakterschwächen anzugehen. Depression und Dummheit, Jähzorn, Missgunst und Unzufriedenheit verdürben den Geist, wirken bis in die Organe, untergraben die Gesundheit. Bedingung dafür, gesund zu werden und gesund zu bleiben, sei das Bemühen, ein besserer Mensch zu werden. Liebevoll, großzügig und bescheiden müsse jeder sich immer wieder aufs Neue für Gott, für die guten Mächte entscheiden. Genau diese Entscheidung sei die Aufgabe des Menschen, seine Verantwortung.

Als ebenso bedeutsam erkannte Hildegard den Einfluss des Körpers auf die Psyche. Sie war sich sicher, dass ein maßloser Lebensstil die meisten Krankheiten verursachte. Unter dem »rechten Maß« verstand sie eine innere Ordnung und Harmonie auf verschiedenen Ebenen: erstens dem göttlichen Bereich, in dem Krankheit durch ein gestörtes Verhältnis zu Gott auftreten könne. Zweitens dem kosmischen Bereich: Jeder Mensch, so glaubte Hildegard, ist eng mit der ihn umgebenden Natur verbunden, nicht nur mit jedem anderen Menschen, sondern auch mit jedem Tier, jedem Vogel, jedem Fisch. Er ist von Gott in die Schöpfung hineingestellt, steht in Bezug zu ihr. Was er denkt, spricht und tut, das hat Einfluss auf die Schöpfung um ihn herum. Durch die Elemente ist er mit der Natur verbunden, sie wirken in ihm, verursachen seine Krankheiten, sein Gemüt, sein Temperament, seine Konstitution. Bestimmend für die dritte, die körperliche Ebene, sind die im Menschen fließenden Körpersäfte. Herrscht ein Körpersaft im Übermaß vor, so zum Beispiel die gelbe Galle, *cholos*, dann wirkt sich dies auf das

71   KRANKENSCHWESTERN   *Hildegard von Bingen*

Buchmalerei aus »Liber Divinorum Operum« von Hildegard von Bingen. In diesem Werk wurden ihre Visionen mit Hilfe von biblischer Exegese interpretiert, 1165.

durch den Lebensstil, vor allem durch die Ernährung beeinflusst werden. Und so kann man über den Körper, die Ordnung des Alltags, die rechte Mischung aus Ruhe und Bewegung, Arbeit und Schlaf, innerer Einkehr und äußerer Hinwendung das Gemüt besänftigen und Harmonie auch im Psychischen erwirken. Dieser seelische Bereich ist nach Hildegard der Dreh- und Angelpunkt, ihn darf man bei jeder Krankheit, jeder Heilung nicht außer Acht lassen.

Gemüt aus, man reagiert cholerisch, ist leicht erregt und neigt zu Wutausbrüchen. Ganz anders der Phlegmatiker, in dessen Körper zu viel Phlegma, zu viel Schleim herrscht. Er ist träge, schwer in Gang zu bringen, ihm fehlt das innere Feuer, das Stoffwechsel und Geist anheizt. Die Körpersäfte im Menschen aber können

Elisabeth von Portugal   1271–1336 Spanien / Portugal

Elisabeth von Portugal, geboren als Isabella von Aragón, erhielt ihren Namen nach ihrer Großtante Elisabeth von Thüringen, die sich selbstlos für Kranke, Arme und Aussätzige eingesetzt hatte. Auch Elisabeth von Portugal stiftete einen Großteil ihres Vermögens für karitative Zwecke, unterstützte Klöster und Kirchen, ließ Krankenhäuser bauen. In Portugal wird sie noch heute als Heilige verehrt.

Elisabeth wurde im Alter von zwölf Jahren mit König Dionysius von Portugal verheiratet, dem sie zwei Kinder gebar, der aber auch zahlreiche uneheliche Kinder zeugte. Elisabeth reagierte mit strenger Gläubigkeit und Sanftmut. So ritt sie der Legende nach unbewaffnet zwischen die streitenden Heere von Sohn und Mann, um einen Krieg um Erbschaftsansprüche zu verhindern. Sie soll auch ihren Mann in späten Jahren zur inneren Umkehr bewegt haben. Nach dessen Tod trat Elisabeth selbst in das Kloster St. Clara in Coimbra, Portugal, ein.

So wie Krankheiten auf verschiedenen Ebenen entstehen, muss auch Heilung ganzheitlich ansetzen und Maßnahmen für Körper, Seele und Geist umfassen: Ernährungsumstellung, innerer Rückzug, Ordnung, seelische Läuterung, aber auch Reinigungsverfahren wie Sauna, Bäder, Fastenkuren; darüber hinaus Aderlass und Schröpfen sowie die Anwendung zahlreicher pflanzenheilkundlicher Mittel.

Viele dieser Anwendungen und Heilmittel scheinen den modernen, wissenschaftlich orientierten Medizinern fragwürdig und als typische Maßnahmen der mittelalterlichen Medizin überholt. Patienten, die nach langer Krankengeschichte endlich Linderung oder gar Heilung fanden, sprechen eine andere Sprache. Sie berichten voller Dankbarkeit von einer Heilkunde, in der sie sich mit Leib und Seele aufgehoben fühlen – im Geiste einer großen Frau, die als Heilige verehrt, jedoch nie offiziell heiliggesprochen wurde.

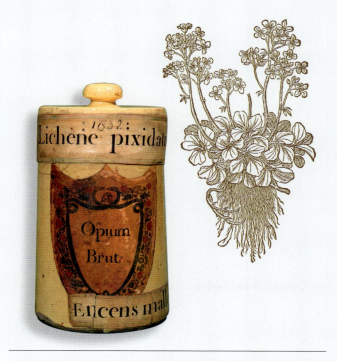

Unten: Rekonstruktion einer Apotheke aus dem 18. Jahrhundert, Kurpfälzisches Museum Heidelberg.

KRANKENSCHWESTERN *Hildegard von Bingen*

Teresa von Ávila
1515–1582 SPANIEN

Viele der später heiliggesprochenen Frauen wurden von ihren Zeitgenossen gerühmt für ihre aufopfernde Pflege der Kranken. Nicht selten ging dies über ihre Kräfte, trieben sie die Barmherzigkeit bis zur völligen Erschöpfung. Eine derartige Selbstkasteiung, ja geradezu Selbstzerstörung galt ihnen als notwendige Prüfung, als Beweis ihres Glaubens. Teresa von Ávila, Nationalheilige Spaniens, Reformerin des Karmeliterordens und die erste Frau, die zur Kirchenlehrerin erhoben wurde, hielt nicht viel von einer solchen Haltung. Sie forderte: »Tue deinem Leib Gutes, damit deine Seele Lust hat, darin zu wohnen.«

Oben: Teresa von Avila erhält Inspiration vom Heiligen Geist, Gemälde von Jose Ribera, genannt El Spagnoletto.

Glaube und Mitmenschlichkeit, so Teresas Überzeugung, bedingen sich gegenseitig. Die Liebe zu Gott zeige sich – vor allem anderen – in der Liebe zu den Mitmenschen. Aktiver Dienst am Nächsten aber sei nur möglich, wenn wir auf unsere Gesundheit achteten und mit unseren Kräften haushielten. Teresa war sich sicher: Gott hatte den Menschen die Gabe der Gesundheit einzig zu dem Zweck gegeben, aktive Nächstenliebe zu üben. Gerade Menschen mit Verantwortung für andere, mahnte sie streng, hätten eine besondere Verpflichtung, gut für sich zu sorgen. Auch in ihrem Orden warnte sie vor »übertriebener Askese bei Nahrung und Schlaf« und riet davon ab, Bußübungen wie etwa das Schlafen auf bloßer Erde zum Zwecke der Heilssehnsucht zu übertreiben.

Teresas besondere Fürsorge galt den Kranken. In ihrer Ordensregel heißt es: »Die Kranken sollen mit aller Liebe und Sorgfalt und mit allem Mitleid, unserer Armut entsprechend, gepflegt werden. ... Man gebe ihnen Leinwand und gute Betten mit Matratzen und pflege sie mit großer Reinlichkeit und Liebe.« Auch Teresa selbst engagierte sich hier in hohem Maße, wie ihre Mitschwestern berichteten: »Bei jeder Gelegenheit und besonders bei unseren Krankheiten erwies sie uns unzählige Liebesdienste. Konnte sie uns infolge unserer Armut keine andere Erleichterung verschaffen, so erzählte sie uns erheiternde Dinge und brachte uns Blumen und Kräuter. Und wenn es ihr möglich war, bereitete sie uns mit eigener Hand wohlschmeckende Speisen ... In den Klöstern bediente sie uns oft im Speisesaal und im Krankenzimmer.«

Im Mittelpunkt stand immer der konkrete Einzelfall

Teresa sorgte sich um die Gesundheit ihrer Mitschwestern, Freunde und Bekannten. Sie gab konkrete Ratschläge, nannte Medikamente, Heilpflanzen, Therapiemethoden. Sie wollte dem Einzelnen helfen, ermahnte den einen, weniger zu arbeiten, riet dann wieder zu einer bestimmten Diät oder versuchte aufzumuntern. Immer war es der konkrete Fall, der sie beschäftigte, die Anwendung, nicht aber die Heilkunde als solche – anders als Hildegard von Bingen, die ein eigenes Konzept der Heilkunde entwickelte.

Die spanische Heilige in Betrachtung des heiligen Herzens Jesu. Ihr eigenes Herz blutet, da es von einem Pfeil getroffen wurde.

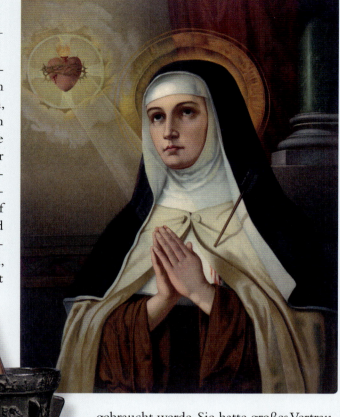

Die Zeiten, in denen Teresa lebte, waren mehr als unsicher. Seuchen rafften die Menschen dahin. Deswegen setzte sie auf Prävention, schaffte Lebensbedingungen, die die Gesundheit förderten, riet zu einem besonnenen Lebensstil, der *discretio*. Bei der Wahl der Klostergebäude vermied sie feuchte und kalte Gemäuer: »Ich sah ... nur darauf, dass man ohne Nachteil für die Gesundheit darin wohnen könne; und darauf soll man immer Rücksicht nehmen.« Besonders großen Wert legte Teresa auf ein ausgewogenes Verhältnis von Arbeit und Ruhe und räumte immer wieder ein, dass ihre eigenen Krankheiten durch ein Übermaß an Arbeit verursacht wurden, durch zu wenig Schlaf, da sie oft bis in die späte Nacht schrieb.

Die »Mutter Teresa« des 16. Jahrhunderts

So begegnet uns in der »Mutter Teresa« des 16. Jahrhunderts eine im Alltag aktive, dem Leben zugewandte, weltoffene, nüchterne und pragmatische Frau mit großem Herzen und viel Humor, die ihre Liebe zu den Menschen in der Zuwendung gegenüber dem Einzelnen ausdrückt. Gleichzeitig aber war sie eine große Mystikerin. 1577, fünf Jahre vor ihrem Tod, veröffentlichte sie »Las Moradas del Castillo interior« (Die Wohnungen der inneren Burg), ein berühmtes Werk der Weltliteratur. In dieser Schrift vertieft sie sich in einem groß angelegten Vergleich in die »Wohnungen« der Seele, in ihre Schönheit und Würde, beschreibt die darin stattfindende Vereinigung der Seele mit Gott. Die Pforte zu dieser inneren Burg, die gegen die Stürme des Lebens schützt, sei das Gebet, das jedoch nicht einer strengen Vorgabe folge, sondern eher einem inneren Dialog gleiche: »Wie mir scheint, ist das innere Beten nichts anderes als ein Verweilen bei einem Freund.« Gerade die Bedeutung des inneren Gebetes ist es, welche die Schriften der heiligen Teresa heute, in einer Zeit der fehlenden inneren Sammlung, wieder so aktuell werden lässt, dass sie selbst auf Managerkongressen über eine Wirtschaft der Zukunft zitiert werden.

Intensiv betete Teresa für Mitbrüder und Mitschwestern, wenn diese erkrankt waren, brachte Gott Argumente vor, warum der oder die Kranke auf Erden noch gebraucht werde. Sie hatte großes Vertrauen in die Kraft der Fürbitte, in die Macht Gottes zu heilen, aber war auch überzeugt, dass er in jedem Fall die beste Lösung wählte. Am Ende ihres eigenen Lebens ordnete sie an, die Fürbitten für sie selbst und für ihre Genesung einzustellen, denn jetzt sei sie bereit zum Sterben.

Teresa von Ávila bewahrte sich auch im Spannungsfeld von Kontemplation und Aktivität immer den realistischen Blick. Mit einem Augenzwinkern schrieb sie über die Schwächen und Eitelkeiten der Menschen, auch bei sich selbst. Tiefe Gefühle sowie weltliche Freuden, wie z.B. die an gutem Essen – ein berühmter Spruch von ihr lautet »Wenn Fasten, dann Fasten, wenn Rebhuhn, dann Rebhuhn« –, aber auch die Abgründe der menschlichen Seele kannte diese leidenschaftliche Frau aus ihrem eigenen Leben selbst gut genug.

Geboren wurde Teresa 1515 im spanischen Ávila als Kind einer angesehenen Familie, ihr voller Name lautete Teresa Sánchez de Cepeda y Ahumada. In jungen Jahren starb ihre Mutter, Teresa wuchs beim Vater auf. Rückblickend beschrieb sie sich selbst in dieser Zeit durchaus als »putzsüchtig«. Mit sechzehn Jahren wurde sie von ihrem Vater in ein Augustinerinnenkloster geschickt, aus dem sie jedoch bald wegen Krankheit wie-

Darstellung verschiedener Situationen im Leben der Teresa von Avila. Sie berichtet ihrem Beichtvater ihre Visionen (links oben), sie stirbt (links unten), ein Engel verwundet ihr Herz durch göttliches Feuer. Chromolithografien

der nach Hause zurückkehrte. Gegen den Willen ihres Vaters trat sie – wie sie sagte, aus Angst vor der Ehe und aus Angst vor der Hölle – dann als Zwanzigjährige in das Karmelitinnenkloster der Menschwerdung in Ávila ein, war aber gleichzeitig von heftigen Zweifeln gequält, ob dieser Entschluss der richtige war. Sie legte zwei Jahre später das Gelübde ab, erkrankte dann jedoch schwer. Eine mehrmonatige Kur mit Brechmitteln, Schwitzkuren, Aderlässen und täglichen Abführmitteln schwächte sie weiter, sodass sie sich »binnen zwei Monaten am Rande des Grabes« befand und angeblich über drei Jahre wie gelähmt daniederlag. In dieser Zeit entwickelte sie die Technik des inneren Gebets, angeregt durch die Lektüre eines Kontemplationsbuchs des Franziskanerpaters Francisco de Osuna.

Auch nach der langsamen Genesung fühlte Teresa sich nicht von ihren Zweifeln erlöst, schrieb über diese schwere Zeit: »Ich fiel auf diesem stürmischen Meer des Lebens fast zwanzig Jahre lang von Wellental zu Wellental; und wenn ich mich erhob, so nur, um neu zu fallen. ... Ich kann wohl sagen, dass es das unerfreulichste Leben war, das man sich vorstellen kann. Denn weder Gott noch die Welt machten mich glücklich.« Dieser Zustand sollte sich erst 1554 ändern, als Teresa im Alter von 39 Jahren, so schreibt sie, von einer Darstellung des leidenden Jesus Christus aufs Tiefste erschüttert wurde. Dieses Erlebnis beendete ihre Zerrissenheit. Es führte zu innerer Stärke – und nach und nach zu dem Wunsch, eigene Wege auch innerhalb des Ordens zu gehen. 1562 gründete sie das erste Reformkloster in Ávila. In diesem Kloster lebten die Nonnen in kleinen Gruppen wieder strenger nach den ursprünglichen Regeln des Ordens, der aus einer Eremitensiedlung hervorgegangen war: Armut, Kontemplation, Arbeit und praktische Nächstenliebe. »Dies ist der Zweck des Gebetes, dies der Zweck der geistigen Vermählung: Taten hervorzurufen, immer Taten«, so Teresa. Die karmelitischen Frauenklöster, wie sie damals in Spanien existierten, stellten demgegenüber eher fromme Gemeinschaften großer Gruppen adliger Damen dar, oft ohne Klausur oder geregeltes Gebetsleben, dafür mit Dienerschaft und intensivem Kontakt zur Außenwelt. Teresa aber wollte zurück zu den Wurzeln des Christentums.

»So ist es wirklich etwas ganz Neues und Unerhörtes, dass eine schwache Frau den Mut zu so großen Unternehmungen aufbrachte. Und dass sie dabei so weise und geschickt vorging, dass sie die Herzen aller gewann, die ihr begegneten. So konnte sie diese Gott zuführen. Sie zog ganz einfach die Menschen hinter sich her.«

Fray Luis de León, Herausgeber der Werke Teresas, 1587

Von nun an bemühte sich Teresa unermüdlich, den Reformgedanken weiterzutragen und die Einrichtung neuer Klöster vorzubereiten, zeigte dabei als Frau eine für damalige Verhältnisse enorme Tatkraft und Entschlossenheit. Durchaus bewundernd äußerte sich ein Provinzial aus dem Dominikanerorden, als er zu einem anderen Pater über Teresa sagte: »Ihr habt mich getäuscht, als Ihr mir sagtet, die Mutter Teresa sei eine Frau. Wahrhaftig, sie ist ein Mann und einer von den ganz bärtigen.« Ein Kloster nach dem anderen gründete sie, insgesamt waren es über dreißig. Große Unterstützung erhielt sie hierbei von Johannes vom Kreuz – Juan de la Cruz –, der zu Teresas wichtigstem Mitstreiter wurde.

Die rasche Verbreitung des Reformgedankens, dessen Entstehung die Karmeliter noch einigermaßen wohlwollend begegnet waren, stieß beim Orden bald auf heftige Widerstände. 1575 widerrief der Ordensgeneral des Karmeliterordens alle Vollmachten, die er Teresa zuvor erteilt hatte, und untersagte ihr, die inzwischen als »ruhelose Landstreicherin« beschimpft wurde, weitere Reisen. Juan de la Cruz wurde von den Karmelitern der alten Observanz entführt und gefangen gehalten. Zudem geriet Teresa ins Visier der Inquisition. Über fünf Jahre wurde sie an der praktischen Arbeit gehindert; während dieser Zeit verfasste sie »Die Wohnungen der inneren Burg«.

Porträt von Teresa von Avila, Francisco de Goya, undatiert.

»Wir Frauen müssen mit Werken predigen«

Die Verfolgung wurde erst eingestellt, nachdem sich Philipp II. von Spanien auf Bitten von Teresa in den Ordensstreit einmischte und in Rom der Papst die Regeln des Reformordens der »unbeschuhten« Karmeliter und Karmelitinnen anerkannte. Den Beinamen der »Unbeschuhten« hatte der Reformorden erhalten, da seine Mitglieder als Zeichen ihrer Armut barfuß gingen oder Hanfsandalen trugen. Zwei Jahre darauf, sie war jetzt 67 Jahre alt, starb Teresa auf der Rückreise von ihrer letzten Klostergründung in Burgos.

Ein Gegner ihrer Reform hatte Teresa vorgeworfen, sie sei »ein unruhiges, umherschweifendes, ungehorsames und widerspenstiges Weib«. Sie selbst antwortete darauf, nicht ganz ohne Koketterie, in einem Schreiben an ihre Schwestern: »Wir [Frauen] müssen mit Werken predigen; denn der Apostel und unsere eigene Unfähigkeit hindern uns, es mit Worten zu tun.« Und das tat sie.

Florence Nightingale
1820–1910 ENGLAND

Kein Mädchen in England hieß zu Beginn des 19. Jahrhundert »Florence«, denn ein offizieller Frauenname war dies nicht. Florence Nightingale hatte ihren außergewöhnlichen Vornamen dem Umstand zu verdanken, dass sie auf der zweijährigen Hochzeitsreise ihrer Eltern das Licht der Welt in der italienischen Stadt Florenz erblickt hatte. So ungewöhnlich dieser Name war – wenige Jahrzehnte später zählte er zu den beliebtesten Mädchennamen Großbritanniens, dank der Frau, die eine der größten Heldinnen Englands wurde.

Florence kam aus einer wohlhabenden und kultivierten Familie. Der Vater, Dozent an der Universität Cambridge, hatte eine Kupfermine geerbt und damit finanziell ausgesorgt. Er lebte als Landedelmann von den Einnahmen der Pacht, ging auf die Jagd und kümmerte sich um die Ausbildung seiner beiden Töchter, die er liberal erzog. Er unterrichtete sie selbst und freute sich daran, welchen Sinn gerade Florence für Ordnung, Systematik und Abstraktion entwickelte. Auf den Landsitzen der Familie in Derbyshire und Hampshire verkehrten aufgeklärte, modern denkende Intellektuelle, man widmete sich den schönen Künsten, liebte den Tanz und das Theater. Da beide Eltern aus der gehobenen Gesellschaftsschicht kamen, war auch den Mädchen ein behütetes Leben in den vermögenden Kreisen Englands vorherbestimmt.

Etwas Sinnvolles für die Gesellschaft tun

Als die 25-jährige Florence ihren Eltern eröffnete, sie wolle das geschützte, sorglose Leben verlassen und Krankenschwester werden, kam dies einem Erdrutsch gleich. Krankenschwester als Beruf gab es Mitte des 19. Jahrhunderts praktisch nicht in England. Für die Arbeit in den Hospitälern holte man das Personal von der Straße, im besten Fall kamen die Pflegekräfte aus den Klöstern. Und die Zustände in den Krankenhäusern waren katastrophal: hoffnungslos überfüllte Säle, mehrere Leidende in einem Bett, ungewaschen und stinkend, in dreckigem Bettzeug, mit ansteckenden Krankheiten wie Typhus, Tuberkulose oder Fleckfieber. Der typische »Wärter« war, so beschrieb es Charles Dickens, ungelernt, grobschlächtig, schlampig, desinteressiert und nicht selten betrunken. Die Arbeit in der Pflege wurde schlecht bezahlt und war auch gesellschaftlich nicht im Mindesten anerkannt. Wer es sich leisten konnte, mied die Hospitäler und ließ den Arzt zu sich nach Hause kommen. Selbst Operationen wurden, wenn irgend möglich, im heimischen Wohnzimmer durchgeführt.

Die Idee, etwas Sinnvolles für die Gesellschaft tun zu wollen, beschäftigte Florence Nightingale schon seit ihrer Jugend. Mit 17 Jahren hatte sie, so heißt es in ihrem Tagebuch, die Stimme Gottes gehört: »Am 7. Februar 1837 hat Gott zu mir gesprochen und mich in seine Dienste berufen.« Lange aber wusste sie nicht, wie dieser Dienst wohl aussehen sollte.

Oben: Porträt von Florence Nightingale, um 1860.

Im September desselben Jahres war die Familie zu einer längeren Reise aufgebrochen, die sie durch Frankreich, die Schweiz nach Italien führte, und auf der die Nightingales auch mit den liberalen Zeitströmungen in Berührung kamen und Kontakt hatten zu fortschrittlich denkenden Europäern. Angeregt von diesen Begegnungen, begann Florence, sich mit sozialen Fragen zu beschäftigen. Wieder zu Hause in England, dem Land, wo die Armut infolge der fortgeschrittenen Industrialisierung besonders drastische Ausprägungen zeigte, festigte sich ihr Wunsch, in diesem Bereich tätig zu werden. Die Missstände rüttelten sie auf und setzten ihr zu: »Der Gedanke, wie sehr die Menschheit leiden muss, hat mich vollkommen verzehrt.« Eine Heirat, die ihr eine unbeschwerte Zukunft garantiert hätte, lehnte sie ab. Mit der Zeit kristallisierte sich heraus, dass ihr vor allem die Krankenpflege lag – auch die Familie konnte nicht umhin, diese Begabung anzuerkennen. Aber Krankenschwester zu werden? Das kam nicht infrage.

Florence zog sich zurück, enttäuscht und wütend. Endlich hatte sie ihr Ziel gefunden, nun aber verweigerten die Eltern die Zustimmung. Da halfen auch nicht die geistreichen Gespräche im Hause der Nightingales – gut gemeinte Ablenkungsversuche des Vaters, aber wirkungslos. Ein Freund der Familie jedoch, Lord Ashley, unterstützte Florences' Interesse an sozialpolitischen und humanitären Fragen und schlug ihr vor, sich zunächst theoretisch mit der Situation der Krankenhäuser auseinanderzusetzen. So begann sie, sich intensiv mit statistischem Material zu sozialen Themen, Krankenhausjahrbüchern etc. zu befassen. Eine Beschäftigung aus der Not heraus, die ihr jedoch später äußerst nützlich werden sollte, da sie Daten über Diagnosen, Krankheitsdauer oder Sterblichkeit in Bezug zu Struktur und Pflegebedingungen der Krankenhäuser setzen konnte. Unter den zahlreichen Dokumenten, die sie erhielt, befand sich auch das Jahrbuch der Deutschen Diakonissenanstalt von Kaiserswerth. Diese von dem lutherischen Pfarrer Theodor Fliedner gegründete Einrichtung bildete im Diakonissenhaus der Barmherzigen Schwestern junge Frauen zu Pflege-Diakonissen aus.

Im Anschluss an weitere längere Reisen nach Rom und Ägypten besuchte Florence die Einrichtung in Kaiserswerth. Hier nun fand sie endlich einen Ort, an dem sie die ersehnte Ausbildung absolvieren konnte. 1850 kehrte die junge Frau dorthin zurück und durchlief eine mehrwöchige Lehre. Ein zweiwöchiges Praktikum in einem Pariser Krankenhaus, das zur damaligen Zeit wegweisend in der modernen Krankenpflege war, schloss sich an, wurde jedoch von einer Maserninfektion Florences' jäh beendet.

»Sie wusste über Krankenhäuser besser Bescheid als jemand, der jahrelang in einem gearbeitet hatte«

Wieder zurück in England, befasste sich Florence erneut theoretisch mit dem Krankenhauswesen, trug systematisch Zahlen und Fakten zusammen, besuchte verschiedene Krankenhäuser, analysierte Logistik, Pflegebedingungen, die Situation der Kranken. »Sie wusste über Krankenhäuser besser Bescheid als jemand, der jahrelang in einem gearbeitet hatte, denn sie besaß Informationen von vielen der größten Anstalten, auch wenn sie diese nur auf dem Papier kennengelernt hatte«, so der

Brief von Florence Nightingale vom Mai 1865, in dem sie die Schwester eines gefallenen Soldaten über dessen Tod informiert und von seinen letzten Tagen berichtet.

Gemälde von Frances Amicia de Biden Footner, »Florence Nightingale in ihrem Bett«, um 1907.

Biograf Manfred Vasold. Gelegenheiten, die Missstände zu beobachten, hatte sie in diesen Jahren genug, auch vor Ort. Die Cholera wütete, die Menschen starben vor ihren Augen. Allein in London waren es mehrere Tausend, viele von ihnen aus den armen Bevölkerungsschichten. Florence half, wo sie konnte, beobachtete, machte sich ihre Gedanken, zog Rückschlüsse.

Die Chance, das erlernte Wissen in die Praxis umzusetzen

Ihre große Stunde schlug im Herbst 1854. Ein Jahr zuvor war der Krimkrieg ausgebrochen, in dem sich Russland und das Osmanische Reich mit seinen Verbündeten Großbritannien und Frankreich gegenüberstanden. So schickte auch England Soldaten ins Kriegsgebiet und errichtete in einer alten türkischen Kaserne einen Stützpunkt – in Skutari, dem asiatischen Teil von Istanbul (damals Konstantinopel) am östlichen Ufer des Bosporus. Noch heute thront die Kaserne an diesem Ort. Trotz der wirtschaftlichen Überlegenheit Englands in dieser Zeit gingen die englischen Truppen unvorbereitet in den Krieg. Die Logistik, die Versorgung der Soldaten und Verwundeten – nichts funktionierte. Die hygienischen Verhältnisse in Kaserne und Lazarett waren katastrophal. Die Schwerverletzten lagen auf dem Boden, die Ärzte arbeiteten unter primitivsten Bedingungen, mehr als tausend Soldaten erkrankten zusätzlich an Cholera.

Als der Kriegsberichterstatter der *Times*, William Howell Russel, darauf hinwies, dass nicht die geringsten Vorbereitungen für die Verletzten getroffen worden seien – »es fehlt hier an allem« –, und die weitaus besseren Verhältnisse bei den Franzosen aufzeigte, wandte sich der britische Kriegsminister Sidney Herbert an Florence Nightingale. Die beiden hatten sich in Italien kennengelernt und waren schon seit Langem befreundet. »Ich erhalte von vielen Damen Angebote, sich nach dort zu begeben«, schrieb Herbert in einem langen Brief, »aber diese Damen haben weder eine Vorstellung davon, was ein Lazarett ist noch von den sie dort erwartenden Aufgaben, und sie würden, wenn es soweit ist, entweder von dieser Art Arbeit zurückschrecken oder vollkommen hilflos sein und folglich, was noch schlimmer ist, nur im Weg herumstehen. … Ich kenne in ganz

Florence Nightingale, die als »Lady with the lamp« bekannt ist, bei ihrer nächtlichen Visite im Scutari Krankenhaus, 1855.

England nur einen einzigen Menschen, der imstande wäre, so etwas zu organisieren und zu beaufsichtigen. ... Meine Frage lautet einfach: Würden Sie meiner Bitte Folge leisten und diese Sache in die Hand nehmen?«

Florence Nightingale – Heldin Englands

Florence Nightingale sagte zu. Sie stellte eine Gruppe von knapp 40 Frauen zusammen und reiste wenig später mit ihnen zum Kasernenkrankenhaus nach Skutari. Dort angekommen, fand sie eine Situation vor, die die Schilderungen Russels noch übertraf: die Räume verdreckt und verwahrlost, Flöhe und Ratten überall, medizinische Vorräte gab es keine. Aufgrund der Choleraepidemie waren mitunter 3000 bis 4000 Soldaten gleichzeitig zu versorgen. Mit ihren Anweisungen traf sie auf heftige Widerstände seitens des britischen Militärs, die Bürokratie war träge, das Informationswesen lückenhaft.

All dies jedoch hielt Florence Nightingale nicht auf. Endlich hatte sie die Chance, die Kenntnisse, die sich in den letzten Jahren zum Großteil allein angeeignet hatte, in die Praxis umzusetzen. In nur drei Monaten organisierte sie für 10 000 Soldaten Kleidung, in nur sechs Monaten schaffte sie es, in dem Krankenhaus Verhältnisse zu schaffen, in dem jeder Kranke sein Bett hatte, Sauberkeit herrschte, die Fenster weit geöffnet waren, die Verbände ausgekocht wurden, die Bettwäsche regelmäßig gewechselt wurde. Sie legte Wert auf genaue Beobachtung der Kranken und exakte Einhaltung der Medi-

kamentengaben. Die Räumlichkeiten, die selbst die Mitarbeiter einer britischen Sanitätskommission als »Haufen Schmutz« bezeichneten, wurden gesäubert, die Abgasrohre der Latrinen verlegt, ebenso die Wassertanks, die Betten oder Strohsäcke, auf denen Schwerkranke oder Sterbende gelegen hatten, peinlich gesäubert, um eine Ansteckung zu verhindern – denn häufig starben die Kranken nicht an ihren Verletzungen, sondern an grassierenden Epidemien wie Fleckfieber oder »Hungertyphus«. Wohl keine Zahl verdeutlicht Florences' Erfolg mehr als diese: In nur sechs Monaten sank die Sterblichkeitsrate von 40 Prozent auf nur zwei Prozent. Ohne es zu wissen oder zu beabsichtigen, statuierte Florence Nightingale mit dieser logistischen Meisterleistung ein Exempel für professionelle Krankenpflege in großem Stil, wie es sie zuvor weltweit nicht gegeben hatte.

Florence Nightingale wurde zur Heldin Englands. »The lady with the lamp« war fortan Symbol der Frau, die sich für ihr Vaterland aufopfert. – Das Bild der *lady with the lamp* verdankte sie der Gewohnheit, regelmäßig an den Abenden mit einer Petroleumlampe von Bett zu Bett zu gehen, um noch einmal nach den Verwundeten und Kranken zu schauen, ihnen Zuversicht zu geben.

Das Arzneischränkchen, das von Florence Nightingale während des Krimkriegs 1854 bis 1856 verwendet wurde.

In London plante und organisierte Florence Nightingale weiter. In einem Londoner Hotelzimmer entwickelte sie einen Organisations- und Ausbildungsplan für die militärische, aber auch zivile Krankenpflege – und begründete damit die moderne Krankenpflege. Ihr Ausbildungsplan war so erfolgreich, dass er auch in der Zukunft seine Gültigkeit behalten sollte, nicht nur in England, sondern auch in den anderen europäischen Staaten.

Ihre Schule schuf die Basis für die moderne Krankenpflegeausbildung

Dank ihrer Berühmtheit erhielt Florence Nightingale zunehmend private Spenden und konnte nun darangehen, ihre Vorhaben zu verwirklichen. Schon 1856 gründete sie eine Schule zur Ausbildung von Pflegerinnen, den sogenannten »Nightingale-Pflegerinnen«. Zwar stieß sie hierbei auf zahlreiche Widerstände, da die Meinung vorherrschte, eine regelrechte Ausbildung sei für »die paar Handgriffe« in der Pflege nicht nötig, doch Florence ließ sich nicht beirren. Mit ihrer Schule schuf sie die Basis für die moderne Krankenpflegeausbildung,

Zwei Jahre blieb Florence Nightingale in der Türkei, dann jedoch erkrankte sie selbst an der Cholera und wurde gegen ihren Willen wieder zurück nach London gebracht. Der Versuch Russlands, angesichts des zerfallenden Osmanischen Reiches seinen Machtbereich zu erweitern, scheiterte schließlich 1856 an den Alliierten.

Mary Seacole 1805–1881 Jamaika/Krim/England

Als Mary Jane Grant Seacole, Tochter einer Afroamerikanerin und eines schottischen Soldaten vom Krimkrieg erfuhr, reiste sie 1854 von Jamaika nach London, um sich für den Krankendienst bei Florence Nightingale anzubieten. Die Bewerbung scheiterte. Mary Seacole, die wie ihre Mutter eine Unterkunft für verwundete Soldaten geführt und auf zahlreichen Reisen nach Südamerika, Haiti, Kuba und auf die Bahamas Kenntnisse in traditioneller Medizin gesammelt hatte, beschloss nun, auf eigene Kosten an die Front zu reisen. Bei Balaclava (heute Ukraine) eröffnete sie das »British Hotel«, wo sie kranke und genesende Soldaten versorgte und rasch als »Mutter Seacole« einen prominenten Ruf errang. Nach ihrer Rückkehr veröffentlichte sie ihre Erinnerungen unter dem Titel »The Wonderful Adventures of Mrs. Seacole in Many Lands«, deren Vorwort kein Geringerer als der Korrespondent der *Times*, William Howell Russel, schrieb. Das Buch wurde zum Bestseller.

Krankenschwestern des Roten Kreuzes bei ihrer Arbeit.

wie sie bald auch in zahlreichen Ländern weltweit nachgeahmt wurde. Die Ausbildung dauerte ein Jahr – für das damalige Verständnis eine sehr lange Zeit. Sorgfältig wählte Florence die Anwärterinnen in einem Bewerbungsgespräch aus. In der Ausbildung selbst setzte sie zwei Schwerpunkte: medizinische Kenntnisse einerseits, Charakterbildung und Sittlichkeit andererseits, darin eingebunden die moralische, geistliche und kulturelle Bildung. Ebenfalls aus dem Nightingale-Spendenfond wurde eine sechsmonatige Ausbildung zur Hebamme am Londoner King's College finanziert.

Ihr inhaltliches Konzept legte Florence u.a. in den »Notes on Nursing« (Ratgeber für Gesundheits- und Krankenpflege, 1858) dar, das sich an alle pflegenden Personen richtete, sowie in den »Notes on Hospitals« (Bemerkungen über Hospitäler, 1859). Eindringlich verweist sie hier auf die Bedeutung der Hygiene für die Gesundheitsförderung – reine Luft, reines Wasser, Kanalisation, Sauberkeit, Licht – und auf die Notwendigkeit eines guten Pflegemanagements. Aufgrund ihrer hervorragenden theoretischen Studien und den daraus hervorgegangenen statistischen Erkenntnissen – unter ihrer Leitung wurden Bevölkerungszahlen systematisch erhoben und ausgewertet – wurde sie 1858 als erste Frau überhaupt in die »Royal Statistic Society« aufgenommen.

1883 erhielt Florence Nightingale von Queen Viktoria das »Royal Red Cross«, 1907 von König Edward als erste Frau den »Orden für hohe Verdienste um das britische Reich und die Menschlichkeit«.

83 KRANKENSCHWESTERN *Florence Nightingale*

Clara Barton
1821–1912   USA

Clara Barton ist eine der Heldinnen der amerikanischen Geschichte. Bereits kleine Kinder kennen Bilderbücher über die Frau, die in den Bürgerkrieg zog, um Verletzte zu versorgen, die sich mit einem eigens dafür eingerichteten Büro auf die Suche nach den vermissten Soldaten machte und die später das amerikanische Rote Kreuz gründete.

Clara – mit vollem Namen Clarissa Harlowe – war das Nesthäkchen der Familie, liebevoll umsorgt von ihren Eltern und ihren vier deutlich älteren Geschwistern. Die Schwestern brachten der kleinen Clara Lesen und Schreiben bei, vom Bruder David lernte sie reiten, übte sich mit ihm in handwerklichen Techniken, von ihrer Mutter wurde sie in alle häuslichen Fertigkeiten eingeführt. Clara wuchs auf einer Farm in Massachusetts auf, und so waren ihre Spielgefährten vor allem die zahlreichen Tiere, die sie zu versorgen hatte. Abends bat sie den Vater immer wieder, Geschichten vom »Indianerkrieg« und »Französischen Krieg« zu erzählen, in denen er als Soldat gedient hatte.

Historische Aufnahme der Philanthropin Clara Barton, undatiert.

Stephen Barton setzte sich für die Belange der Armen ein, während seine Frau sich für Frauenrechte und die Abschaffung der Sklaverei starkmachte.

Wenn es darum ging, Schwachen zu helfen, verlor Barton ihre Zurückhaltung

Außerhalb der Familie war Clara ungewöhnlich schüchtern. Der Versuch, sie in einem Internat unterzubringen, scheiterte, und sie kehrte zur Familie zurück. Wie ausgewechselt war dieses Kind jedoch, wenn es darum ging, andere zu pflegen und zu versorgen. Sie betreute die verletzten Tiere des Hofes und die der anderen Kinder, und mit nur elf Jahren übernahm sie die Pflege ihres Bruders David, der in der Scheune gestürzt war und sich eine schwere Kopfverletzung zugezogen hatte. Fast zwei Jahre wich sie nicht von seiner Seite, versorgte ihn mit Medikamenten, setzte Blutegel an, die dem fiebernden jungen Mann verordnet wurden. Wenn es darum ging, Schwachen zu helfen, verlor Clara ihre Zurückhaltung, trat ohne Zögern für die Interessen Unterlegener ein – egal ob es sich um benachteiligte Mitschüler handelte oder um farbige Sklaven auf der Flucht.

Bereits in jungen Jahren begann sie zu unterrichten und setzte sich auch hier für die Schwachen ein, wandte sich gegen die körperliche Züchtigung an den Schulen. Zehn Jahre blieb Carla im Schuldienst in Massachusetts, besuchte anschließend für ein Jahr das New Yorker Liberal Institut of Clinton und gründete dann in New Jersey die erste freie Schule. Obwohl diese von Schwierigkeiten be-

Die Gründerin des amerikanischen Roten Kreuzes wurde mit einer eigenen Briefmarke geehrt, 1948.

---

gleitete Gründung ein großer Erfolg war, entzog man ihr als Frau die Leitung der Schule und übertrug sie einem Mann. Daraufhin ließ sie den Schuldienst hinter sich, ging nach Washington D.C. und wurde dort die erste weibliche Regierungsangestellte der Vereinigten Staaten im Patentamt.

Im Jahr 1861 begann der amerikanische Bürgerkrieg, mit dem Clara noch im selben Jahr konfrontiert wurde, als ein Trupp Verwundeter Washington erreichte. Sie organisierte umgehend Hilfsgüter, Arzneimittel, Kleidung, Essen. Von den Soldaten erfuhr sie, wie schlecht die Versorgung an der Front war und baute binnen Kurzem ein Netzwerk auf, um Hilfsgüter auch in die Kriegsgebiete zu schicken. Sie selbst reiste zunächst zu Krankenhäusern und Forts in der Nähe von Washington D.C. und dann weiter direkt an die Front, um Verwundete zu versorgen. Dabei machte sie keinen Unterschied zwischen Soldaten aus den Nord- und Südstaaten. 1864 wurde sie, deren einzige medizinische Ausbildung in der Pflege ihres Bruders bestanden hatte, zur Leiterin der Krankenhäuser an der Front ernannt.

Als Gründerin des amerikanischen Roten Kreuzes ging sie in die Geschichte ein

Als Clara nach Kriegsende zahlreiche Bittschreiben erhielt, ob sie auf ihren Reisen vielleicht den vermissten Ehemännern und Söhnen begegnet sei, wandte sie sich direkt an Präsident Abraham Lincoln, um ein Büro für die Vermisstensuche einzurichten, das Office of Correspondence. 1866 bewilligte der Senat eine Summe von 15 000 Dollar, um die Kosten des Büros, die sie zunächst aus Spendengeldern gedeckt hatte, zurückzuerstatten. Dieses Büro, weltweit das Erste seiner Art, konnte 22 000 Vermisste ausfindig machen und dafür sorgen, dass die Gräber Tausender Verstorbener namentlich gekennzeichnet wurden.

Es waren anstrengende Jahre für Clara Barton, die nicht ohne Folgen für ihre Gesundheit blieben. Erschöpft machte sie sich 1869 gemeinsam mit ihrer Schwester zur Erholung auf in die Schweiz. Noch während ihres Europaaufenthalts brach der Deutsch-Französische Krieg aus, in deren Verlauf sie sich, ohne lange zu zögern, bereits wieder in Straßburg und Paris um die Zivilbevölkerung kümmerte. In der Schweiz hatte sie von dem seit 1863 bestehenden Komitee des Internationalen Roten Kreuzes erfahren und setzte sich nach ihrer Rückkehr in die USA 1873 für deren Beitritt zur Genfer Konvention ein, 1881 erfolgte dann die Gründung des amerikanischen Roten Kreuzes, dem Clara Barton 23 Jahre als Präsidentin vorstand. In dieser Zeit leitete sie zahlreiche Großeinsätze auf Kriegsschauplätzen und bei Naturkatastrophen, bei Gelbfieber- und Typhus-Epidemien oder einer Hungersnot in Russland. Nach ihrem Ausscheiden aus dem Roten Kreuz gründete sie die Erste-Hilfe-Gesellschaft, das »American Red Cross's Department of First Aid for the Injured«, das sich der Ausbildung von Laien in der Ersten Hilfe widmete. Noch heute wird dieses Training vom amerikanischen Roten Kreuz angeboten, das an die »amerikanische Florence Nightingale« erinnert.

Elsa Brändström
1888–1948 SCHWEDEN/RUSSLAND/ DEUTSCHLAND/USA

Sind die Damen bereit, auch noch einen Blick in die Menagerie zu werfen?«, fragte der Chefarzt des großen Nikolaihospitals in Petrograd die beiden junge Schwesternhelferinnen gut gelaunt. Es war die entscheidende Frage, die 1914 das Leben von Elsa Brändström ändern sollte. »Menagerie« lautete die zynische Bezeichnung des Chefarztes für den Saal mit verwundeten deutschen Kriegsgefangenen. Für die Versorgung dieser Gefangenen war ein russischer Zahnarzt zuständig, der nach Wodka stank und verlautbaren ließ, dort drinnen sei alles »in bester Ordnung«. Als Elsa und ihre Freundin Ethel von Heidenstam in den Saal traten, stellten sie jedoch fest, dass hier rein gar nichts in Ordnung war. Kaum mit dem Notwendigen versorgt, mussten sich vier oder fünf der Verletzten ein Bett teilen, andere lagen auf dem Boden und in den Gängen. Waren sie einigermaßen wiederhergestellt, kamen die meisten von ihnen in die Gefangenenlager Sibiriens. Die wenigsten kehrten von dort zurück.

Oben: Porträt von Elsa Brändström, Fotografie aus dem Jahr 1915. Unten: Gemälde von Cesare Ciani, »The Hospital Ward«, undatiert.

Elsa Brändström, die Tochter des schwedischen Botschafters in St. Petersburg, hatte bereits ihre ersten drei Lebensjahre in der Stadt an der Newa verbracht, ihre weitere Kindheit und Jugend aber dann in Schweden, wo sie nach der Schule ein Lehrerinnenseminar besuchte. Mit zwanzig Jahren war sie den Eltern und Brüdern wieder nach St. Petersburg gefolgt, wo der Vater nun nicht mehr als Militärattaché, sondern als Gesandter Schwedens repräsentierte.

Nach der naturverbundenen, eher zurückgezogenen Kindheit und Jugend in Schweden genoss Elsa das schillernde gesellschaftliche Leben der russischen Metropole zunächst in vollen Zügen – Schlittenfahrten, Schlittschuhlaufen mit dem Sektkelch in der Hand, Reitpartien, Bridgeabende, Galadiners, Bälle. Dennoch verschloss sie ihren Blick nicht vor der Not und der Armut, die ringsum herrschten. Als der Erste Weltkrieg ausbrach, absolvierte sie gemeinsam mit ihrer Freundin Ethel, der Frau des schwedischen Legationsrats, einen Schnellkurs in Krankenpflege. Solche Kurse wurden damals für die Damen der oberen Gesellschaft angeboten, um die Berufsschwestern zu unterstützen. Viele Frauen bekundeten hieran ihr Interesse, doch die meisten von ihnen beließen es dabei, für einige Zeit in den Spitälern Kissen zurechtzurücken und Verwundeten die Stirn zu trocknen, um dann bei der nächsten Soirée davon zu berichten.

»Ich will helfen!«

Elsa und Ethel blieben. Das unermessliche Leid der Verwundeten, das ihnen in dem Hospital begegnet war, konnten sie nicht so einfach vergessen. Das stille Dulden der Kriegsgefangenen in der »Menagerie«, ihre Hoffnung, zu überleben – und irgendwann vielleicht einmal wieder in die Heimat zurückzukehren, erschütterten Elsa zutiefst. In ihren Erinnerungen schrieb Elsa Brändström später: »Ich ging nach Hause und heulte einen ganzen Tag lang. Auch mit offenen Augen sah ich diese Gesichter vor mir, und ich versuchte mir vorzustellen, wie ich an ihrer Stelle reagieren würde. Ich habe es damals nicht herausgefunden, aber ich spürte in mir ein unbekanntes Gefühl keimen, größer und stärker werden, all mein Tun beherrschend. Dann vermochte ich es zu artikulieren, und ich schrie es tausendmal in meinen wirren Träumen: Ich will helfen!«

Elsa, deren Mutter 1913 gestorben war, vertraute sich ihrem Vater an. General Edvard Brändström hatte seine Kinder liberal erzogen, dabei jedoch immer moralischen Grundsätzen große Bedeutung beigemessen. Von ihm hatte Elsa gelernt, dass man für das, was man als richtig und notwendig erkannt hat, einstehen und handeln muss. Und so brachte der Vater auch jetzt seiner »Langen-Schritte-Elsa« – das war sein Kosename für sie, weil sie schon als kleines Mädchen ordentlich ausschritt – großes Verständnis entgegen, obwohl ihn Elsas Vorhaben verständlicherweise besorgte.

Elsa und Ethel begannen Hilfen für die Gefangenen zu organisieren. Denn beiden war klar, dass die ohnehin geschwächten Männer so ungenügend ausgerüstet keinen sibirischen Winter überleben würden. Ihr Ziel: Jeder Gefangene sollte einen Rucksack erhalten mit jeweils zwei Hemden, Unterhosen, Strümpfen, Handschuhen, Pulswärmern, außerdem Schal, Taschentücher, Hosenträger, Seife, Löffel, Essschale, Zahnbürste, Kamm, Nähzeug. Dafür bildeten sie ein Hilfskomitee des schwedischen Roten Kreuzes für die Kriegsgefangenen aller Nationen, fuhren nach Berlin, um dort mit Regierungs-

---

Unten: Elsa Brändström – der »Engel von Sibirien« – vor ihrem Haus in Cambridge, undatiert.

Postkarte, Anfang des 20. Jahrhunderts: Krankenhausschule, in der Verwundete des Militärs behandelt werden.

vertretern zu sprechen. Deutschland und Österreich baten daraufhin das schwedische Rote Kreuz, den Transport nach Sibirien zu übernehmen – und Elsa und Ethel beschlossen, die Austeilung der Hilfsgüter vor Ort zu kontrollieren. Als die entrüstete Petersburger Gesellschaft Elsas Vater auf die Aktivitäten seiner Tochter ansprach, erwiderte er: »Niemand kann einen Menschen daran hindern, das zu erfüllen, was er als seine Aufgabe erkennt!«

Amputationssäge aus dem 19. Jahrhundert, Deutschland.

Der »Engel von Sibirien«

Die beiden jungen Krankenschwestern allerdings ahnten wohl kaum, worauf sie sich eingelassen hatten. Die 7000 Kilometer lange Wegstrecke erwies sich als äußerst mühsam; Schneeverwehungen, technische Pannen und Stürme hielten sie auf. Nach einigen Wochen erreichten sie endlich ihr Ziel: das östlich vom Baikalsee gelegene Lager bei Srjetensk, wo 11 000 deutsche Gefangene untergebracht waren. Hier wütete das Fleckfieber, eine gefährliche Infektionskrankheit, deren Erreger über den Kot der Kleiderläuse übertragen wurden. Die russischen Wachmannschaften hatten sich aus Angst vor Ansteckung zurückgezogen, das Lager befand sich in einem weiträumigen Sperrbezirk. Davon, dass die Schwestern mit ihren Gütern herzlich willkommen geheißen wurden, konnte keine Rede sein. Der Lagerkommandant zeigte offen seine Ablehnung: »Sie bringen Unruhe in mein Lager. Wir kommen miteinander zurecht. Die Gefangenen wissen, dass sie in Gefangenschaft leben«, sagte er und stellte erst nach Tagen die erforderliche Erlaubnis zum Besuch des Lagers aus. Die Zustände dort in den Baracken übertrafen die schlimmsten Befürchtungen der beiden Frauen: überfüllte Hallen, Männer in zerrissenen, mühsam zusammengehaltenen Uniformen, in den Baracken ein fürchterlicher Gestank nach Kot, Unrat, fauligem Stroh, Kranken und Toten. Elsa wich zurück, musste sich übergeben, rannte dann zum Kommandanten zurück, schrie ihn an, der gerade in Ruhe eine Zigarette rauchen wollte, bat ihn schluchzend, mitzukommen. Als der Mann sich selbst ein Bild gemacht hatte, zeigte er sich überrascht, gab stammelnd zu, das Lager noch nie betreten zu haben – und war nunmehr dankbar für die Unterstützung. Elsa und Ethel halfen, unter Mitarbeit des Kommandanten und seiner Untergebenen, gaben insgesamt 30 000 Rubel aus. Sie richteten ein Krankenhaus mit 550 Betten ein, eine Schneiderei und eine Tischlerei, kauften Decken, Geschirr, Instrumente, Schlitten, Pferde. Die Gefangenen bekamen neue Wäsche. All diese Arbeiten waren für die beiden Frauen nicht ohne Risiko, Elsa erkrankte selbst an Fleckfieber, wurde aber von Ethel Tag und Nacht gepflegt und auch wieder sicher nach Petrograd gebracht.

Wieder zurück in ihrer Familie, war es ihr jetzt unmöglich, mit dem Engagement für die Kriegsgefangenen aufzuhören – zu viel Elend hatte sie gesehen. Und sie wusste, dass es allen anderen Gefangenen auch nicht besserging als denen von Srjetensk. Es folgten weitere Reisen Elsas als Gesandte des schwedischen Roten Kreuzes, auf denen sie in Lager kam, in denen die Situation der Gefangenen noch weitaus schlimmer war. In dieser Zeit starben fast 80 Prozent der deutschen und

österreichischen Kriegsgefangenen in den russischen Lagern. Elsa Brändström besuchte in diesen Jahren etwa 700 000 Kriegsgefangene – »Engel von Sibirien« nannte man sie. Dank der von ihr aufgebauten schwedischen Hilfsorganisation konnte sie mehr Nahrungsmittel in die Lager schicken, die medizinische Versorgung verbessern und auch Einfluss auf die Behandlung der Gefangenen nehmen. Aufgrund ihrer Intervention wurde zum Beispiel ein Lagerkommandant entlassen, der Gefangene auspeitschen ließ.

Zwei Ehrendoktortitel würdigten ihr Engagement

Mit Unterstützung von Ethel organisierte Elsa Gelder und Spenden, sprach persönlich in den Königshäusern vor; ihr Vater hielt die Fäden der Spendenorganisation in den Händen.

Mit der Oktoberrevolution 1917 und unter den neuen kommunistischen Herrschern wurde Elsas Engagement in Russland jedoch zunehmend erschwert. 1918 entzog man ihr die Arbeitserlaubnis und – als sie dennoch weitermachte – verhaftete man sie 1920 in Sibirien. Nun ging sie zurück nach Schweden und agierte von dort aus. Auf einen Aufruf an die schwedischen Bürger, der landesweit ausgehängt wurde und eine unglaubliche Resonanz fand, konnten innerhalb kürzester

Die schwedische Rotkreuzschwester in ihrer Schwesterntracht, Fotografie aus dem Jahr 1916.

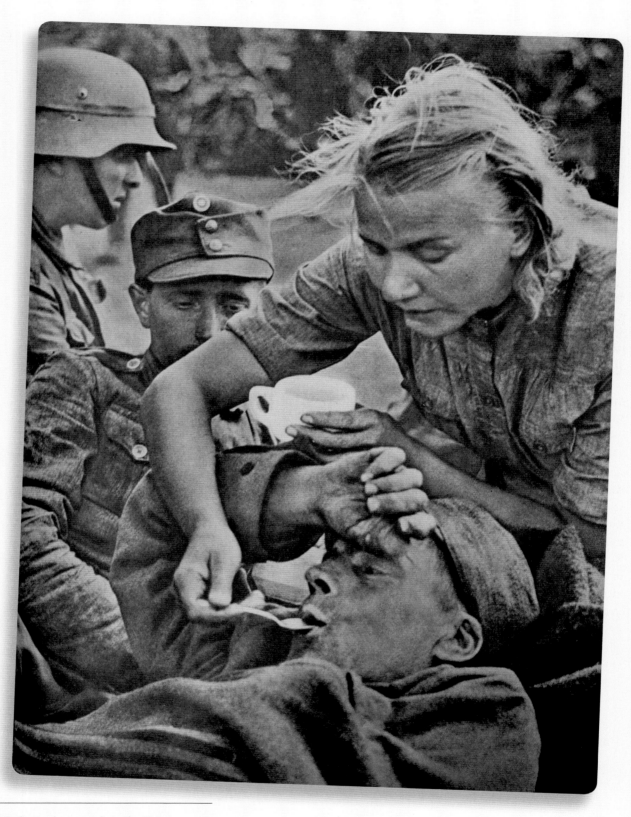

Elsa Brändström betreute deutsche Kriegsgefangene des Ersten Weltkriegs in Russland. Foto: Eine Krankenschwester versorgt einen Verwundeten.

Verwundete französische Soldaten in einem Krankentransportwagen werden von einer Schwester versorgt, 1915.

Menschen einzusetzen. Insbesondere jüdischen Flüchtlingen aus Deutschland und Österreich versuchte sie, den Neubeginn in den USA zu erleichtern. Und nach dem Zweiten Weltkrieg startete sie in den USA Hilfsaktionen für notleidende Kinder in Deutschland, sammelte Kleidung, die in auch als kleine Schränke verwendbaren Holzkisten verschickt wurden – Vorläufer der berühmten CARE-Pakete (»Cooperative for American Relief in Europe«).

Mit 59 Jahren starb Elsa Brändström an Knochenkrebs. »Ein zufriedener Mensch«, so schrieb sie einmal, »besitzt die Fähigkeit der Selbstkontrolle, aber nicht jene Art der Selbstkontrolle, die darin besteht, alles zu ertragen und mit allem zufrieden zu sein, sondern vielmehr jene Selbstkontrolle, die die Fähigkeit gibt, zu kämpfen, zu warten und langsam, ohne Selbstgerechtigkeit, ans Ziel zu kommen. Ein zufriedener Mensch besitzt die Kraft und die Stärke, die nötig ist, das Leben nicht zu fürchten.«

Zeit Rucksäcke für 30 000 Kriegsgefangene von Schweden nach Sibirien geschickt werden. 1921 veröffentlichte Elsa ihr Buch »Unter Kriegsgefangenen in Russland und Sibirien 1914–1921«. Im selben Jahr eröffnete sie in Deutschland, in der Nähe von Berlin und in Sachsen, Einrichtungen für die Kinder von Kriegsgefangenen und mehrere Sanatorien und Erholungsheime für die Heimkehrer aus Sibirien. Über 100 000 Dollar sammelte sie dafür auf Vorträgen in den USA, wohin sie 1923 reiste. Eine Vortragsreise durch Schweden schloss sich an. Ihr Engagement wurde in Schweden mit einer Ehrendoktorwürde der Universität Uppsala gewürdigt, ebenfalls erhielt sie 1927 einen Ehrendoktortitel der Universität Tübingen.

Startschuss für die CARE-Pakete

1929, mit 41 Jahren, heiratete Elsa Brändström den Pädagogikprofessor Robert Ulich und zog mit ihm nach Dresden, drei Jahre später kam dort ihre Tochter Brita auf die Welt. Eine Einladung von Hitler lehnte Elsa ab; als Ulich eine Gastprofessur im amerikanischen Cambridge angeboten kam, emigrierte die Familie. Auch in Amerika hörte Elsa nicht auf, sich für hilfsbedürftige

KRANKENSCHWESTERN *Elsa Brändström*

Angela Autsch
1900–1944 DEUTSCHLAND / TIROL

Angela Autsch, deren Seligsprechung 1990 von der katholischen Kirche eingeleitet wurde, ist der Allgemeinheit weitgehend unbekannt. Nur wenige haben von der Nonne gehört, die wegen »Führerbeleidigung und Wehrkraftzersetzung« während der Zeit des Nationalsozialismus ins Konzentrationslager kam und dort unter Lebensgefahr unzähligen Häftlingen Trost und Hilfe war. Sie wirkte im Kleinen. Und blieb so vor allem denen im Gedächtnis, die sie gekannt haben. Immer wieder sprachen sie von ihrer Hilfsbereitschaft, ihrem besonderen Lächeln, wie es auch auf dem offiziellen Häftlingsfoto, aufgenommen am Tag ihrer Ankunft im KZ Auschwitz, zu sehen ist. Heute hängt dieses Foto im Staatlichen Museum Auschwitz-Birkenau.

Unten: Schwester Angela, rechts im Bild, mit einer ihrer Mitschwestern im Klostergarten von Mötz.

Die jüdische Ärztin Margita Schwalbová, die mit einem slowakischen Judentransport nach Auschwitz gebracht wurde, erinnert sich in ihrem Buch *Erloschene Augen* an Schwester Angela, daran, wie diese sie bei ihrem Eintreffen mit warmem Wasser, Seife, Zahnbürste, Kleidung versorgte, mit etwas Zucker, Keksen, einer Taschenlampe, wie sie ihr ungefragt die Knöpfe der kaputten Häftlingskleidung annähte, sie während einer Fleckfieberepidemie versorgte und pflegte, sie täglich wusch, ihr Suppe brachte, ihr Kompressen auflegte, ihre Läuse erschlug, ihre Hand nahm und ermutigende Worte sprach. »Diese Abende waren wunderschön. Inmitten des fürchterlichen Elends erstand hier eine Insel der Zärtlichkeit und Freundschaft.« Andere Augenzeugen erinnern, wie Angela unaufgefordert Aufgaben übernahm: »Sah sie, dass es einer Frau, weil sie krank und schwach war, [zu schwer fiel], die Klos zu reinigen, so nahm sie ihr den Eimer aus der Hand, lächelte ihr zu, und ehe man sich versah, war diese Arbeit getan.« Und sie hörte zu. Tröstete. Angela sei wie ein Sonnenstrahl gewesen, erinnert sich eine Überlebende, die währen der Haft schwanger war und der Fürsorge von Angela ihr Leben verdankte. »Sie hat mir immer wieder Mut gemacht und besonders im Anfang, als das Kind unterwegs war. Wenn sie in der Nähe war, fühlte man sich wie neugeboren. Angela war eine Heilige in der Hölle des KZ.« Der Beistand war bitter nötig, vor allem, als das Neugeborene direkt nach der Geburt in den Feuerofen geworfen wurde.

Sie nutzte alle Möglichkeiten, anderen zu helfen

»Was sie im Konzentrationslager Auschwitz für ihre Mithäftlinge tat, tat sie mit großer Selbstverständlichkeit und Natürlichkeit, nur aus einem großen menschlichen

Gefühl, leidenden Menschen helfen zu müssen. Tausendmal brachte sie sich selber in Gefahr, unzählige Male gefährdete sie dadurch ihr eigenes Leben, aber sie zögerte nie, keinen Augenblick«, so Schwalbová. Die Haltung Angelas entsprach dem Ordenscharisma der Trinitarier, die sich in besonderem Maße den am Rande der Gesellschaft Stehenden, den Ärmsten annehmen.

Angela war in Auschwitz für die Verteilung der Essensrationen und die Wäschekammer zuständig. In dieser Funktion nutzte sie alle Möglichkeiten, anderen zu helfen, verteilte die Essensrationen der Toten an die Bedürftigen, versteckte eine Kranke in der Wäschekammer. Mit kindlich natürlichem Blick, so heißt es in einer Biografie, hinterging sie die SS und verteilte das Nötigste an die Häftlinge. Einmal trat sie in offenen Widerstand zu einer Aufseherin, als diese ein junges Mädchen auspeitschen wollte, fragte nach dem Warum. Die Aufseherin, so berichten Augenzeugen, ließ daraufhin die Rute fallen. Angela wurde – erstaunlicherweise – nicht bestraft.

Sie rettete das Kloster vor der Beschlagnahme

Schwester Angela, die auf den bürgerlichen Namen Maria Cäcilia hörte und aus dem Sauerland stammte, hatte zunächst eine kaufmännische Lehre absolviert und 15 Jahre lang in einem Textilkaufhaus gearbeitet. Sie half ihrem Bruder für einige Jahre aus und erfüllte dann ihren langgehegten Wunsch – Maria hatte schon bei der Erstkommunion um den Ordensberuf gebeten. 1933 bat sie um die Aufnahme in der deutschsprachigen Niederlassung des spanischen Trinitarierordens im österreichischen Mötz. 1938 legte sie das ewige Gelübde ab, ihr Name von nun an: »Schwester Angela Maria vom heiligsten Herzen Jesu«.

Dieses Kloster rettete Angela vor der Beschlagnahmung des Klosters durch die Nationalsozialisten, indem sie argumentierte, das Kloster sei spanisches Eigentum, und den spanischen Konsul kontaktierte. Die Nazis verzichteten nun zwar auf die Übernahme, Angela Autsch jedoch war durch ihren Vorstoß der Gestapo aufgefallen. Als sie in der Warteschlange eines Lebensmittelgeschäftes davon erzählte, dass ein deutsches Schiff in Norwegen versenkt worden sei, berichtete eine der Anwesenden davon einem bekennenden Nazi, der schlussfolgerte, dass Angela verbotenerweise einen ausländischen Sender gehört hatte. Er zeigte Schwester Angela bei der Gestapo an – und eine zuvor im Geschäft Anwesende bestätigte, dass Angela Hitler als »Geißel für ganz Europa« bezeichnet habe. Sie wurde verhaftet und 1940 als politischer Häftling in das 1938 errichtete Frauen-KZ Ravensbrück deportiert, 1942 kam sie nach Auschwitz, später dann ins Nebenlager Birkenau, wo sie auch die SS-Kranken liebevoll pflegte. In Birkenau starb Angela Autsch am 23. Dezember 1944 bei einem Bombenangriff. »Leider muss ich Ihnen berichten, dass Angelchen Weihnachten oben im Jenseits feierte«, schrieb die Krankenschwester des Roten Kreuzes an die Schwester Oberin von Mötz.

Angela Autsch in Häftlingskleidung des KZ Auschwitz im Jahr 1942.

IV HEBAMMEN, APOTHEKERINNEN UND HEILERINNEN

Seit jeher waren Frauen in der Heilkunde tätig; lange bevor es medizinische Hochschulen gegeben hat, und auch später, als sie aus diesen hinausgedrängt wurden – dann zumeist jedoch inoffiziell. Ähnliches gilt für Hebammen. Der Begriff der gewerblich tätigen »Hebamme« tauchte erstmalig im 15. Jahrhundert auf; es gab durchaus auch kurze Lehrzeiten von einigen Wochen und ärztliche Prüfungen, eine umfassende Ausbildung sollte jedoch erst Jahrhunderte später eingerichtet werden. All diese Frauen verfügten über einen umfangreichen Erfahrungsschatz, weitergegeben von ihren Müttern und Großmüttern, erworben von Hebammen, Pflegerinnen und Heilerinnen, denen sie über die Schulter schauten. Ein Schatz, den nicht wenige von ihnen durch ein ausgiebiges Selbststudium noch vermehren konnten.

Die im folgenden Kapitel vorgestellten Frauen könnten unterschiedlicher nicht sein, stammen sie doch aus dem weiten Bereich der Heilberufe im Umfeld von Medizin und Krankenpflege. Zum einen waren es wichtige Wegbereiterinnen der Geburtshilfe und Pharmazie, zum anderen Frauen, die über außergewöhnliche heilerische Begabungen verfügten – »Kräuterfrauen« und Laienheilerinnen, darunter auch solche, die bis ins späte Mittelalter für ihr Können teuer bezahlen mussten. Jacoba Felicie, eine Heilerin, die um 1320 in Paris lebte, wurde verurteilt und exkommuniziert, weil sie illegal praktizierte – obwohl zahlreiche Zeugen ihre Kompetenz belegten. Dreihundert Jahre später konnte die Mutter von Johannes Kepler als Heilkundige nur durch den Einsatz ihres prominenten Sohnes vor dem Scheiterhaufen bewahrt werden, während etwa zeitgleich Anna von Dänemark, Kurfürstin von Sachsen, und Maria Andreä, Stuttgarter Hopfapothekerin und enge Freundin der dortigen Herzogin, im Schutz des Hofes Kräuterheilmittel und Arzneien entwickeln konnten, ohne behelligt zu werden. In der Geburtshilfe brachten im 17. Jahrhundert große Hebammenbücher, geschrieben u.a. von Marie-Louise Bourgeois aus Paris und Justina Siegemund aus Deutschland, eine Welle der Neuerungen.

Auch in jüngster Vergangenheit schätzen viele Menschen das Wissen heilkundiger Frauen, zu denen Anita Backhaus und Rosa Treiner gehörten. Sie waren durch eigene Krankheit mit der Naturheilkunde in Kontakt gekommen – um sie dann an andere weiterzugeben.

Jacoba Félicie
um 1320 FRANKREICH

Es gibt nur wenige Spuren von dieser Frau, die im 14. Jahrhundert als Ärztin gearbeitet hat, doch schon die sparsamen Überlieferungen vermitteln uns das Bild von einer kompetenten und mutigen Heilkundigen. Über Jacoba Félicie, die von ihren Patienten überaus geschätzt wurde und durch einen ganz besonderen Codex der Zahlung von sich reden machte, wird ausschließlich in einer Quelle berichtet: den Protokollen eines Gerichtsprozesses, in dem Jacoba, mitunter auch Jacqueline genannt, 1322 von Medizinern der Pariser Universität wegen illegaler Ausübung der Heilkunde angeklagt und verurteilt worden war, ein Fall, der als Präzedenzfall gegen zahlreiche andere Frauen verwendet wurde.

An der medizinischen Fakultät der Pariser Universität hatte man seit ihrer Gründung Ende des 12. Jahrhunderts den Frauen das Studium strikt untersagt – und seit 1220 durften in Frankreich nur unverheiratete Männer, die Medizin studiert hatten, als Ärzte arbeiten. Ein Verbot, das noch zweihundert Jahre zuvor keineswegs üblich war. An der damals bedeutendsten medizinischen Hochschule Europas in Salerno konnten Frauen sowohl studieren als auch lehren. Hier wirkte eine ganze Reihe von Frauen, die sich die »*Mulieres salernitanae*«, die Frauen von Salerno, nannten.

Ganz anders sah die Situation in Paris aus. Da ihnen ein Studium verboten war, mussten sich diejenigen Frauen, die die Heilkunde erlernen wollten, andere Ausbildungswege suchen. So auch Jacoba Félicie, die sich ihr Wissen im Selbststudium aneignete und vermutlich bei Ärzten und in Kliniken hospitieren durfte, wenn diese eine entsprechende Kulanz zeigten.

Wie auch immer sie ihre Fähigkeiten erwarb – Jacoba war offenbar so erfolgreich, dass die Vertreter der medizinischen Fakultät in ihr eine Konkurrentin sahen und sie deshalb an ihrer Tätigkeit Anstoß nahmen. Die Kläger warfen Jacoba vor, all das zu tun, was nur den männlichen Heilkundigen vorbehalten sei: Sie habe Kranken den Puls gefühlt, ihren Urin untersucht und ihnen versprochen, sie zu behandeln, wenn sie ihr nur vertrauten.

Bezahlung nur bei erfolgreicher Behandlung

Bei ihren regelmäßigen Besuchen habe sie den Patienten verschiedene Heilmittel verabreicht, zum Beispiel Sirupe, Kräutertränke, verdauungsfördernde oder abführende Mixturen. Zudem habe sie, wie ein Arzt, Geld für ihre Dienste angenommen. Neben diesen geäußerten formalen Gründen rief vor allem die ihr eigene Politik der Vergütung Empörung, Ablehnung und Hass hervor. Jacoba ließ sich erst dann bezahlen, wenn die Behandlung erfolgreich, der Patient wieder gesund war – ein Verfahren, das die Heilerin verständlicherweise unter den Patienten ausgesprochen beliebt machte. Offensichtlich konnte Jacoba so sehr auf ihr Können vertrauen, dass dieses System auch in den von katastrophalen hygienischen Zuständen und grassierenden Seuchen geprägten Zeiten funktionierte.

Nur zu verständlich, dass diese unliebsame Rivalin den Vertretern der Universität ein Dorn im Auge war, und sie nichts unversucht ließen, Jacoba als inkompetent und gefährlich darzustellen. Auch die Kirche zeigte deutlich ihre Missbilligung, die darin gipfelte, dass der Erzbischof von Paris selbst seine Bedenken äußerte, ob das Behandeln ohne Erlaubnis nicht gar mit einem Mord zu vergleichen sei und zu einer Exkommunikation führen solle. Man müsse, so seine Ar-

Jacoba Félicie war als Heilerin Mitte des 14. Jahrhunderts in Paris tätig.

gumentation, diese Frau vor sich selbst schützen, man müsse ihre Seele schützen, diese Sünde nicht zu begehen.

Doch ganz so einfach gelang es nicht, Jacoba auszuschalten. Zahlreiche Patienten meldeten sich zu Wort, um von erfolgreichen Behandlungen zu berichten. Jacobas Verteidigung führte allein acht Zeugen auf, die bestätigen konnten, wie viel Jacoba von der Heilkunde verstehe. Überhaupt seien sie erst zu Jacoba gegangen – und von dieser geheilt worden –, nachdem sie eine ganze Reihe erfolgloser Behandlungen von bekannten Ärzten, die allesamt über eine offizielle Erlaubnis verfügten, über sich hätten ergehen lassen. Jacoba plädierte in ihrer Verteidigung für das Recht der in der Heilkunde erfahrenen Frauen, Kranke zu behandeln. Zudem wies sie darauf hin, dass es Frauen angenehmer sei, sich von anderen Frauen berühren und untersuchen zu lassen, es gäbe sogar Frauen, die lieber sterben würden, als intime Geheimnisse einem fremden Mann anzuvertrauen.

All dies interessierte das Gericht wenig. Weder wurde auf die Zeugenaussagen eingegangen noch Wissensstand und Kompetenz von Jacoba geprüft. Allein die Tatsache, dass sie keine offizielle Erlaubnis zur Ausübung der Heilkunde besaß, reichte aus, die erfolgreiche Heilerin schuldig zu sprechen. Sie musste eine für damalige Verhältnisse horrende Strafe von 60 Pariser Pfund bezahlen und wurde exkommuniziert.

Wie es mit Jacoba weiterging, weiß man nicht. Die Bevölkerung von Paris war groß, die Zahl der universitär ausgebildeten Mediziner reichte bei Weitem nicht aus. Und so gehen Historiker davon aus, dass die traditionellen Heiler – und mit ihnen wahrscheinlich Jacoba – auch weiterhin den kranken Mitmenschen halfen, immer dem Risiko ausgesetzt, dafür bestraft zu werden.

Anna von Sachsen
1532–1585 DEUTSCHLAND

Am 7. Oktober 1548 feierte man in dem kleinen Ort Torgau in Sachsen ein so großartiges Fest, wie man es zuvor noch nie gesehen hatte. Zwölf Fürsten waren mit ihrem gesamten Gefolge angereist, allein 2000 ihrer Pferde mussten untergebracht werden. Über mehrere Tage vergnügten sich die Gäste, es gab die feinsten Speisen, Lanzen- und Reitspiele und ein gigantisches Feuerwerk über der Elbe. Anlass war die Hochzeit August von Sachsens, des Bruders vom damaligen Kurfürsten, und Anna von Dänemark, der Tochter König Christians III. von Dänemark und Norwegen. Anna, die später zu einer der bedeutendsten Arzneikundigen des 16. Jahrhunderts werden sollte, war zu diesem Zeitpunkt 16 Jahre alt und bildschön: »Unter den vielen edlen Frauengestalten, denen wir auf dem Throne Sachsens begegnen, ist Anna eine der lieblichsten, anmutigsten und interessantesten Erscheinungen«, so der Historiker Karl von Weber. Fünfzehn Kinder gebar Anna ihrem August, wobei nur vier von ihnen die Mutter überlebten, alle anderen starben früh.

Der Alchemie galt ihre Leidenschaft

Sie hatte eine umfassende Erziehung genossen und war zudem von ihrer Mutter, die dem Hause Sachsen-Lauenburg entstammte, in die Haus- und Landwirtschaft sowie in die Kräuterkunde eingewiesen worden.

Oben: Anna von Sachsen, eine der bedeutendsten Arzneikundigen des 16. Jahrhunderts. Unten: »Die Krankenschwester« von Sir Lawrence Alma-Tadema, 1872.

Apothekerschränkchen aus dem 19. Jahrhundert, England.

1553 starb der Kurfürst unerwartet früh an den Folgen einer Kriegsverletzung, und Annas Mann wurde Kurfürst, sie selbst – mit nur 21 Jahren – Kurfürstin. Nun konnte sie das Gelernte in großem Stil umsetzen. In ihrem Garten ließ sie exotische Pflanzen wie Mandel- und Pomeranzenbäume, Tabak und Trauben anbauen und kümmerte sich in ganz Sachsen um die Verbesserung des Obst- und Weinbaus, der Gartenkultur und auch der Tierhaltung. Schon bald galt sie als Expertin auf diesen Gebieten, deren Rat auch andere Fürstenhäuser einholten, wie eine umfangreiche Korrespondenz zeigt. In Küche und Garten packte sie gerne selbst mit an und ließ es sich nicht nehmen, zu buttern oder zu käsen, zu imkern oder eigenhändig die Murmeltiere zu versorgen, deren Schmalz sie für medizinische Zwecke benötigte. Auch die Schwangeren und Kranken betreute sie selbst, verarztete ihren Mann, wenn er krank war.

Anna engagierte sich vor allem in der Heilkunde. Mit Unterstützung ihres Mannes kümmerte sie sich um eine bessere Ausbildung der Barbiere und Wundärzte, verfügte eine jährliche Visitation der Apotheken durch einen Arzt und die Schulung junger Mädchen in Hauswirtschaft und Kräuterkunde. Ganz besonders aber schlug ihr Herz für die Alchemie, die Herstellung von Arzneimitteln aus den verschiedensten Ingredienzien, zu denen neben Heilkräutern auch zahlreiche chemische Substanzen bis hin zu Hirschhorn, Wolfsherz und Hechtaugen gezählt haben sollen. Sie las die wichtigsten Bücher zu diesem Thema und ließ sich von Ärzten und Apothekern beraten, so vom Medizinprofessor Paul Luther, dem Sohn des großen Reformators. Auf mehreren der insgesamt 15 Schlösser des Kurfürstentums wurden Laboratorien für Arzneikunde eingerichtet, wobei der wichtigste Standort ein idyllisch gelegenes Jagdschloss in dem Örtchen Tockau war (heute Annaburg). Hier entstand ein Kräuterlaboratorium, das alle bisherigen an Größe und Ausstattung übertraf. Allein das Destillierhaus maß angeblich zweihundert Fuß (ca. 56 Meter) im Quadrat und hatte vier große Öfen. In diesem Laboratorium entstanden zahlreiche Salben, Pflege- und Arzneimittel, Kräuterschnäpse und Heilwässer, allen voran ein *Aqua vitae* – Wasser des Lebens –, ein mit Kräutern versetzter Branntwein, der seelischen Kummer ebenso vertreiben sollte wie körperliche Leiden. Die benötigten Kräuter ließ Anna im Garten des Schlosses anbauen oder in der freien Natur sammeln, darunter jeden Frühling große Mengen blauer Veilchen. Ihre eigenen und Rezepte ihrer Zeit notierte Anna in zahlreichen Arzneibüchern. War Anna unterwegs, führte sie immer eine große Reiseapotheke mit sich, die sie extra dafür zusammengestellt hatte.

Wohltäterin der Armen

1579 holte sie den Annaburger Apotheker Andreas Peißker, der ihr dort behilflich war, und das gesamte Sortiment mit allen Krügen, Fläschchen und Tiegeln nach Dresden, um hier gemeinsam mit ihm die erste Kurfürstliche Hofapotheke einzurichten.

Anna war tief im Glauben verwurzelt, und so versandte sie nicht nur Hunderte von Flaschen weißen und gelben Aquavits an andere Fürstenhäuser, sondern verteilte ihre selbst hergestellten Mixturen kostenlos an die Armen, die ihrer Hilfe bedurften. Zudem hatte sie in Annaburg jedes Jahr zu Neujahr die Keller geöffnet und ihre Arzneien »an Vornehme und Geringe« verschenkt – eine Wohltäterin der Armen, vom Volk bald »Mutter Anna« genannt.

Auch wenn nicht jedem gefiel, was sie tat, und so manchem nicht geheuer war, was in ihren Laboratorien geschah – die Kurfürstin Anna gehörte zum mächtigsten europäischen Adel. Und blieb so vor der Verfolgung als Hexe bewahrt.

HEILERINNEN *Anna von Sachsen*

Maria Andreä
1550–1631 DEUTSCHLAND

Die spätere Hofapothekerin von Stuttgart, Maria Andreä, war keine zehn Jahre alt, als ihre Mutter starb. Sechs Kinder mussten versorgt werden, und so bat ihr Vater, der Vogt von Herrenberg bei Stuttgart, seine Schwiegermutter, Maria aufzunehmen.

Katharina Hiller, die Großmutter Marias, wurde ehrenhalber als die »letzte Begine Herrenbergs« bezeichnet. Beginen waren unverheiratete Frauen oder Witwen, die in klosterähnlichen Gemeinschaften lebten, welche sie jedoch auch wieder verlassen konnten. Die Beginen widmeten sich vor allem der Krankenpflege, der Armen- und Waisenfürsorge.

Frühe Liebe zur Krankenpflege und Arzneikunde

Katharina Hiller lebte zwar nicht in einer derartigen Gemeinschaft, war jedoch sozial stark engagiert und zudem eine gebildete Frau, die der Enkelin lesen und schreiben beibrachte. In ihrem Haus hatte sie eine kleine Krankenstation eingerichtet, wo Maria der Großmutter schon bald zur Hand ging. Sie half, Speisen für die Armen zuzubereiten und zu verteilen, Heilpflanzen anzubauen, zu verarbeiten und einzusetzen, Kranke zu pflegen und zu verarzten. Etwa 14 Jahre war Maria alt, als die Großmutter starb – den Weg der Enkelin hatte sie bereits entscheidend geprägt. Ihre Liebe zur Krankenpflege und Arzneikunde war geweckt, alleine bildete sie sich in medizinischen Fragen weiter, legte einen Kräutergarten an. Zudem war Maria in allen Bereichen des Haushalts versiert und führte für die nächsten zwölf Jahre den Haushalt des Vaters.

Nach dem Tod des Vaters heiratete Maria mit 26 Jahren Johannes Andreä, einen Pfarrer aus der Nähe von Tübingen. Mehrfach zogen sie um, doch jedes Mal nahm sie die Pflanzen ihres Arzneigartens mit, legte einen neuen Kräutergarten an, bot den Leidenden Rat und Hilfe an, stellte kostenlos Heilmittel für die Armen her. Sie bekam acht Kinder, die sie alle selbst unterrichtete. Auch in Herrenberg war Johannes für neun Jahre Pfarrer, bevor er Abt im Kloster Königsbronn bei Heidenheim wurde. Stets versorgte Maria die Kranken; überliefert ist eine Geschichte, nach der sie eine Magd, die an einer »Seuche« erkrankt war, nicht, wie damals üblich, in das Siechenhaus schickte, sondern in ihrem eigenen Haus gesund pflegte.

Maria war eng mit der ersten Hofdame am Stuttgarter Hof befreundet, die ihre arzneikundige Freundin auch gegenüber dem Herzogenpaar erwähnte. Herzogin Sybilla interessierte sich sehr für die Heilkunde und hatte sich bereits mit dem Anbau und der Anwendung von Heilpflanzen beschäftigt. Ihr Mann, der Herzog von Württemberg, befasste sich intensiv mit der Alchemie, einem Wissensgebiet, dem auch die Leidenschaft von Marias Mann galt. 1598 lernte man sich kennen, die

Gemälde von John Roddam Spencer Stanhope, »Juliet und die Ärztin«, 19. Jahrhundert.

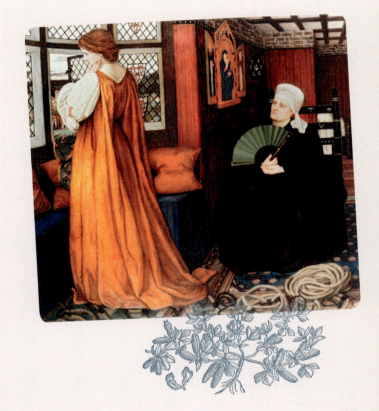

Frauen freundeten sich an, Johannes Andreä wurde zum Berater des Herzogs in Sachen Alchemie.

1607 übernahm sie die Stuttgarter Hofapotheke

Die Alchemie war ein kostspieliges Unterfangen, und so musste Maria nach dem frühen Tod ihres Mannes feststellen, dass er das gemeinsame Vermögen für seine zahlreichen alchemistischen Experimente ausgegeben hatte. Sie zog nach Tübingen, um dort mit der Unterstützung von Verwandten und Bekannten den Söhnen ein Studium zu ermöglichen und die Töchter zu verheiraten. Als alle Kinder gut versorgt waren, nahm sie 1607 das seit Langem bestehende Angebot von Herzogin Sybilla an, die Stuttgarter Hofapotheke zu leiten. Nun konnte sie ihr Wissen auf breiter Ebene umsetzen, sammelte Kräuter, bereitete Teemischungen, Tinkturen und Sirupe zu. Kostenlos teilte sie Arzneimittel an Bedürftige aus und machte auf die Lage der Armen aufmerksam. So sorgte sie dafür, dass die übrig gebliebenen Speisen der herzoglichen Festtafeln an diese verteilt wurden.

Als der Herzog starb, siedelte seine Witwe in Begleitung von Maria Andreä nach Leonberg um, wo sich beide intensiv mit dem Anbau von Heilpflanzen und der Arzneiherstellung widmeten. In dem noch heute berühmten Leonberger »Pomeranzengarten« wuchsen nicht nur die aus Asien eingeführten Bitterorangen, sondern auch Ringelblumen, Majoran, Rizinus, Thymian und Rosen.

Im Schutze der Herzogin hatte Maria Andreä – auch wenn sie sich der Heilkunde widmete – in dieser Zeit der Hexenverfolgung nichts zu befürchten. Ganz anders erging es Katharina Kepler, der Mutter von Johannes Kepler, die zeitgleich ebenfalls in Leonberg lebte und als Hexe angeklagt wurde (siehe Seite 104 ff.).

Insgesamt acht Jahre blieben die beiden Frauen in Leonberg. 1614 starb die Herzogin Sybilla. Maria lehnte das Angebot ab, als »weise Frau« in Leonberg zu bleiben, und erfüllte auch nicht die Bitte des neuen Herzogs, wieder nach Stuttgart zu gehen. Sie zog zu ihrem Sohn Johannes Valentin, in dessen Familie sie ihre letzten zehn Lebensjahre verbrachte, bis kurz vor ihrem Tod aktiv in Krankenpflege und Armenfürsorge.

Tragbares Medizinschränkchen aus dem frühen 19. Jahrhundert.

Marie-Louise Bourgeois
1563–1636 FRANKREICH

Freudig präsentierte die Hebamme Marie-Louise Bourgeois am 27. September 1601 im Schloss von Fontainebleau Frankreichs Thronfolger, den künftigen Ludwig XIII., zeigte ihn der erschöpften Mutter Maria von Medici, dem stolzen Vater König Heinrich IV. und dem zahlreich vertretenen Hofstaat. Es war der berufliche Höhepunkt von Marie-Louise, die erste von ihr betreute Entbindung im Königshaus, und sie hatte Grund zur doppelten Freude, als ihr Blick auf das Geschlecht des Kindes fiel: Für die Geburt eines Jungen bekam sie 1000 Dukaten, erblickte ein Mädchen das Licht der Welt, waren es lediglich 600 Dukaten.

Marie-Louise Bourgeois, deren Name auch immer wieder als »Louyse« geschrieben wird, war die bedeutendste Hebamme ihrer Zeit. Dass sie einmal in der Geburtshilfe arbeiten würde, damit hatte die Tochter einer Familie aus der besseren Pariser Gesellschaft in Saint-Germain zunächst jedoch nicht gerechnet. Alles sah nach einer Karriere als Ehefrau und Mutter aus, als sie zwanzigjährig den königlichen Armeechirurgen Martin Boursier heiratete, einen Schüler des berühmten Wundarztes Ambroise Paré am Pariser Armenkrankenhaus Hôtel-Dieu, der sich auch in der Geburtshilfe einen Namen gemacht hatte.

Mit Neid beobachtete man den Erfolg der Bourgeois

Keine vier Jahre nach der Hochzeit jedoch war Marie-Louise bereits verwitwet. Drei kleine Kinder hatte sie zu versorgen. Zunächst versuchte die junge Mutter es mit dem Verkauf von Stickereien. Dann jedoch ließ sie sich, wahrscheinlich ermutigt von Paré, auf der Entbindungsabteilung des Hôtel-Dieu zur Hebamme ausbilden. Darüber hinaus las sie die Schriften von Paré und anderen Ärzten, nahm im Krankenhaus an Obduktionen weiblicher Leichen teil, befasste sich auf eigene Faust mit Chirurgie, Kinderkrankheiten sowie der Herstellung und Anwendung von Arzneimitteln. Da sie ihre Arbeit in einem Hebammenbuch genau dokumentierte, ist bekannt, dass sie bis zum Jahr 1609 schon zweitausend Kinder auf die Welt gebracht hatte. Zunächst mehr aus der Not heraus vor allem in den ärmeren Vierteln von Paris, dann jedoch, als ihr Können sich herumgesprochen hatte, auch in adligen Kreisen. Schließlich holte auch Maria Medici die erfolgreiche Hebamme an ihren Hof; bei sieben Geburten half Marie-Louise der Königin.

Dem hohen Ansehen, das Marie-Louise in der französischen Gesellschaft genoss, konnte auch ein Angriff der Ärzteschaft nichts anhaben, die den Erfolg der Hebamme immer mit einem gewissen Neid beobachtete.

Die Hofhebamme Bourgeois präsentiert Maria von Medici und König Heinrich IV. am 27. September 1601 ihren neugeborenen Sohn, den künftigen Ludwig XIII., Kupferstich.

Als 1627 eine hochrangige Wöchnerin starb, vermutlich am Kindbettfieber, versuchten die Ärzte, Bourgeois durch heftige Kritik zu schaden. Marie-Louise jedoch war zu diesem Zeitpunkt nicht nur eine erfahrene Praktikerin, sondern auch eine renommierte Autorin. Bereits 1608, mit 45 Jahren, hatte sie ein Hebammenbuch geschrieben, das große Beachtung fand und das bis dato gültige Standardwerk zur Gynäkologie von Trotula von Salerno abgelöst hatte. Darin befasste sie sich ausführlich mit der Schwangerschaft, den verschiedenen Lagen des ungeborenen Kindes und Problemen während und nach der Entbindung. Eindringlich wies sie auf die immense Bedeutung der hygienischen Verhältnisse bei einer Entbindung hin – denn war es erst einmal zu einer Infektion gekommen, war man dieser zu den damaligen Zeiten hilflos ausgeliefert. Darüber hinaus ging sie auf die Behandlung verschiedener Krankheiten ein; erstmalig wurde in ihrem Werk das Verabreichen des Präparats Eisen als Therapie gegen Anämie genannt.

Erfolgreiche Hebamme und renommierte Autorin

Dieses Lehrbuch – ins Deutsche, Englische, Holländische und Lateinische übersetzt – erregte international große Aufmerksamkeit und war sowohl bei Hebammen als auch bei Ärzten sehr gefragt. In Deutschland erschienen mehrere Ausgaben, darunter 1626 mit zahlreichen Kupferstichen bei Matthäus Merian in Frankfurt am Main. Dessen Tochter Sybille Maria Merian erlangte später als Blumen- und Insektenmalerin Berühmtheit.

Die äußerst positive Resonanz auf ihr Buch sowie auf weitere von ihr verfasste Schriften zur Geburtshilfe bei Hebammen und Ärzten in ganz Europa war für Marie-Louise neben ihrer erfolgreichen Arbeit ein nicht zu übersehendes Argument in der Auseinandersetzung mit der missgünstigen Ärzteschaft. Selbstbewusst wies sie deren scharfe Kritik mit einem vehementen Angriff in der 1627 verfassten Schrift »Apologie contre le Rapport des Médecins« zurück, die 1629 ebenfalls bei Merian auf Deutsch erschien, als »Schutzrede oder Verantwortung Frawen Loysa Burgeois / genannt Burcier / der alten Königin in Franckreich bestelten Hebammen / Zu Rettung ihrer Ehren wieder den Bericht etlicher Medicorum und Wund-Arzte zu Pariß in offnen Truck außgesprenget/ Anlangendt den Todt einer hohen Fürstlichen Weibsperson in Franckreich; Auß dem Frantzösischen ins Teutsch ubergesetzt«. Darin drehte sie den Spieß um und kritisierte nun ihrerseits direkt die Ärzte, die ihrer Meinung nach von der Geburtshilfe rein gar nichts verstünden: »Sie tun zur Genüge kund, dass Sie weder die Nachgeburt noch die Gebärmutter vor und nach der Entbindung kennen; genauso wenig wie Ihr Meister Galen. Obwohl er nie verheiratet war und selten Frauen entbunden hatte, maßte er sich dennoch an, Hebammen in einem Buch zu belehren.«

Der offensive Vorstoß war erfolgreich, Marie-Louise konnte weiterhin als Hebamme tätig sein.

»Besuch bei der Amme« von George Morland, 1788.

Katharina Kepler
1546–1622 DEUTSCHLAND

Eigentlich hatte Johannes Kepler anderes zu tun, als sich um Familienangelegenheiten zu kümmern. Als Mathematicus des kaiserlichen Hofes war er ein gefragter Mann und empfing Gelehrte aus der ganzen Welt, die über die von ihm entdeckten Gesetze der Planetenbewegungen diskutierten. Der Welt der Sterne und der Mathematik gehörte seine Leidenschaft, die geweckt worden war, als die Mutter dem Sechsjährigen am Himmel einen Kometen gezeigt und mit ihm drei Jahre später, 1580, staunend eine Mondfinsternis beobachtet hatte.

Katharina Kepler war eine naturverbundene Frau. Als kleines Mädchen war sie von einer Tante aufgenommen worden, einer Hebamme und Heilerin. Von dieser Tante hatte sie ein umfangreiches Wissen über Heilpflanzen erworben; sie wusste seither, wann welches Kraut am besten zu sammeln sei, wie man die heilkräftige Kräutertränke und Salben herstellte, vor allem aber, wie sie einzusetzen waren.

Der alten Tante, Renate Streicher, hatte ihr Wissen kein Glück gebracht. Sie wurde als Hexe verurteilt und auf dem Scheiterhaufen verbrannt. Und nun, so hörte Kepler von seiner Mutter, war auch sie selbst in das Visier der Inquisition geraten. Inständig hatte Kepler sie gebeten, von Leonberg bei Stuttgart zu ihm nach Linz zu kommen. Die Hexenprozesse, das wusste er, waren reine Willkür. Verdächtigte man eine Frau erst einmal der Hexerei, so wurde alles, was sie sagte und tat, von den Anklägern als Beweis dafür ausgelegt, und man quälte sie in der Folter so lange, bis sie gestand. Verdachtsmomente wurden nicht aufgrund bestimmter Merkmale oder fester Regeln geäußert, sondern beruh-

Oben: Zur Erinnerung an Katharina Kepler ließ die Gemeinde Eltingen in Leonberg einen Brunnen mit ihrer Statue errichten. Links: Das Gemälde von Louis Finson stellt einen Hexenprozess dar.

ten meist auf Missgunst anderer Zeitgenossen, die von Neid getrieben waren oder einen Schuldigen suchten für ihr eigenes Unglück. Hexen machte man verantwortlich für Naturkatastrophen und Missernten, für Krankheiten und Seuchen, für Armut und Not. Durch den Pakt mit dem Teufel seien sie zu dem Schadenszauber befähigt, so der Volksglaube. Der einzige Weg, um Schaden abzuwenden, schien die Ausrottung aller irdischen Verbündeten des Teufels zu sein.

Katharina Kepler war eine selbstbewusste Frau, die kein Blatt vor den Mund nahm und sagte, was sie dachte. Ihr Mann, ein jähzorniger Trunkenbold und Abenteurer, hatte sie mit den vier Kindern sitzengelassen, seitdem lebte sie allein mit ihnen. Auch wenn die »Keplerin« für ihr streitsüchtiges Wesen bekannt war, so wurde sie doch gerufen, wann immer jemand krank wurde, denn schon oft hatte sie mit ihren Tees, Tinkturen und Salben die Menschen wieder gesund gemacht. In fast jeder Familie der 1200-Seelen-Stadt Leonberg hatte Katharina schon einmal helfen können.

Aus einem Nachbarschaftsstreit wurde eine Hetzjagd

So gab es zunächst keinen Grund zur Sorge – bis ein einfacher Nachbarschaftsstreit das Blatt wendete. Ursula Reinbold, eine frühere Freundin, war von Katharina Kepler wegen ihres liederlichen Lebenswandels beschimpft worden, hinzu kam ein Streit ums Geld. Die »Reinboldin« ließ diese Vorwürfe nicht auf sich sitzen. Wenig später bot sich ein willkommener Anlass zur Verleumdung: Als Unterleibsschmerzen, unter denen sie litt, von einem Pulver, das ihr Bruder ihr gegeben hatte, nicht gelindert wurden, warf sie Katharina Kepler vor, durch deren zwei Jahre zuvor verabreichten Kräutertrank überhaupt erst krank geworden zu sein. Für solche üblen Unterstellungen hatte Luther Einhorn, der neue Untervogt in Leonberg, ein offenes Ohr. Er galt als besonders gefährlicher Hexenverfolger, und Katharina Kepler sollte sein bevorzugtes Opfer werden. Er begann, Indizien zu sammeln; Ursula Reinbold war dabei seine rechte Hand. Aus einem Nachbarschaftsstreit wurde eine Hetzjagd.

Das war die Situation, als Katharina Kepler im Dezember 1616 bei ihrem Sohn Johannes in Linz eintraf und ihm berichtete, dass sie nunmehr schon seit einem Jahr auf das Übelste beschimpft würde, obwohl sie doch nie jemandem geschadet hätte. Der Gelehrte erkannte sofort, in welcher großen Gefahr sich seine Mutter befand. Umgehend wandte er sich an einen alten Studienfreund, den Juristen Christoph Besold, der ihm von nun an als Rechtsbeistand zur Seite stand und zunächst riet, gemeinsam mit den Geschwistern eine Verleumdungsklage gegen Ursula Reinbold einzureichen.

Auch wenn Einhorn juristisch noch nichts gegen Katharina Kepler unternehmen konnte – der Rufmord war bereits in vollem Gange. Als die Keplerin nach neun Monaten trotz der Bitten ihres Sohnes in Linz zu bleiben, wieder nach Leonberg zurückkehrte, um nicht als Flüchtige zu erscheinen und damit vielleicht eine nicht begangene Schuld einzugestehen, schlugen ihr überall im Ort Hass und Ablehnung entgegen. Jeder Gang wurde für sie zu einem Spießrutenlauf. Ihr Ansehen als kräuterkundige Heilerin von Leonberg wurde systematisch demontiert. Auch die Verleumdungsklage der Kinder scheiterte.

Eine betende Hexe gehörte erst recht auf den Scheiterhaufen

Fünf Jahre sammelte Einhorn Zeugenaussagen für eine Anklage. Doch auch Johannes Kepler war aktiv, organisierte den juristischen Beistand für seine Mutter, was für damalige Verhältnisse ungewöhnlich war. 1620 aber ließ der Vogt Luther Einhorn die mittlerweile 73-jährige Keplerin in einer Nacht-und-Nebel-Aktion festnehmen, mit herzoglicher Erlaubnis. In den folgenden 14 Monaten wurde sie immer wieder vorgeladen und mit unglaublichen Beschuldigungen konfrontiert: den Schulmeister Beutelsbacher habe sie unfruchtbar gemacht, der Zieglerin eine Geschwulst angehext, ein zweijähriges Kalb vom Bäcker zu Tode geritten und das kleine Töchterlein des Bastian Meyers zum Buhlen mit dem Teufel verführen wollen. Auf all diese Beschuldigungen antwortete die Keplerin, so die Prozessakten, mit Gebeten, mit Fürbitte für den Ankläger: »Lass dich bitten, Gott, Vater, Sohn und Heiliger Geist, und die Heilige Dreifaltigkeit, gibt diesem Menschen Blut und Fleisch, auch gute Gesundheit.« Das aber war der Gipfel der Gotteslästerung – eine Hexe, die betete, gehörte erst recht auf den Scheiterhaufen. Und so reihte sich auch der örtliche Pfarrer in die Gruppe derer ein, die Katharinas Tod wünschten. Doch Beweise gab es nicht, man brauchte ein Geständnis.

Jetzt meldete sich der Leonberger Sohn Christian zu Wort und bat den Landesfürsten, die alte Mutter an

einen anderen Ort zu bringen und dort den Prozess fortzusetzen. Als Begründung führte er an, dass seine Geschäfte darunter litten, wenn die Mutter unter Beschimpfung der johlenden Menge vom Gefängnis zum Gerichtssaal an seinem Haus vorbeigeführt werde. Insgeheim hoffte er jedoch, ihr einen faireren Prozess zu ermöglichen. Die Bitte wurde gewährt, die Transportkosten für die Reise der in Gewahrsam genommenen Hexe nach Güglingen bei Heilbronn der Familie in Rechnung gestellt, wie alle anderen Kosten der Haft

Hester Jonas   1573–1635 Deutschland

Nachdem zwei Männer krank wurden, die die Hebamme Hester Jonas während eines epileptischen Anfalls gefunden hatte, bezichtigte man die Frau des Müllers aus Neuss, die auch als kundige Kräuterfrau bekannt war, der Zauberei. Es war ein beispielhafter Hexenprozess: Die Frau des einen Denunzianten warf ihr vor, das Glied ihres Mannes »lahm gemacht« zu haben, weiterhin sollte sie Schuld sein an der Krankheit eines Mädchens, dem sie einmal einen Apfel geschenkt hatte, und letztlich lasteten vorgeladene Zeugen der Hebamme den Tod von drei Mastschweinen an.

Natürlich bestritt Hester und wandte sich gegen die Verleumdungen. Unter der Folter aber »gestand« die über 60-Jährige alles, was man ihr vorwarf. Am 22. Dezember 1635 wurde sie wegen »Abfall von Gott, Teufelsbuhlschaft und Schadenszauber« verurteilt, am 24. Dezember 1635 enthauptet und verbrannt. Die Exekutionskosten und den Lohn für den Scharfrichter hatte Hesters Mann zu tragen.

Johannes Kepler, berühmter Astronom und Sohn Katharina Keplers, Gemälde um 1620.

auch. Der dortige Vogt jedoch war bereits von Einhorn instruiert worden. Auch er schien an einem gerechten Verfahren kein Interesse zu haben, übernahm die von Einhorn vorbereitete Klageschrift *ad torturam* – zur Folter – fast vollständig.

Als Johannes Kepler von Linz nach Güglingen reiste, fand er seine Mutter in einem Turmverlies vor, in erbärmlichem Zustand, abgemagert und verwahrlost, in Ketten liegend. Johannes erreichte ihre Verlegung, doch die neue Unterkunft war nicht viel besser: ein zugiger Durchgangsraum in der Stadtmauer. Auch hier wurde Katharina in Ketten gelegt. Bewacht wurde sie von übellaunigen Stadtknechten, die die Geldsummen, welche Johannes Kepler ihnen für die Mutter, für Milch, Eier, Fleisch, Wein und Brennholz zahlte, gerne entgegennahmen und in die eigene Tasche steckten. Der Raum der Mutter blieb weiterhin kalt, während in der Wachstube gemütliche Wärme herrschte. Auch die stärkenden Nahrungsmittel erhielt die alte, abgezehrte Frau nie. Mehrfach trug Johannes Kepler dem Herzog von Württemberg die Bitte um Freilassung seiner Mutter vor, arbeitete zugleich fieberhaft mit Besold an der Verteidigungsschrift seiner Mutter.

Ihre Standfestigkeit und der prominente Sohn verhalfen ihr zur Rettung

Es war ein Wettlauf um Leben und Tod. Die Vertreter der Anklage bemühten sich verstärkt um weitere Belastungszeugen und warfen Katharina darüber hinaus vor, dass sie Luther Einhorn vor Jahren heimlich einen Silberbecher angeboten hatte, um das Verfahren gegen sie auszusetzen. Immer dringender wurde von der Anklage die Folter verlangt, denn die Zeit drängte. Die Kläger wollten unbedingt der von Johannes Kepler und Christoph Besold formulierten Verteidigungsschrift zuvorkommen. Schließlich war der Sohn der Keplerin nicht nur ein Wissenschaftler von Weltruhm, sondern auch ein scharfer Geist und hervorragender Argumentator.

Darüber, ob die Folter gerechtfertigt sei, beriet in diesem Fall aufgrund einer besonderen Prozessordnung im Herzogtum Württemberg die Tübinger Juristenfakultät, die den Herzog bei seinem Urteil zu beraten hatte. Ihr lagen die dicken Prozessakten, aber – in letzter Minute vorgelegt – auch die hundertseitige Verteidigungsschrift Keplers vor. Glücklicherweise saß auch in dieser Kommission ein Freund des Astronomen und Mathematikers. Ihm gelang es, die Folter selbst abzuwenden, nicht aber die Androhung der Folter, die »Territio«, zu Deutsch: das »Herausschrecken der Wahrheit«, welches die »ungeständige Sünderin« dazu bringen sollte, aus Angst vor der Folter das gewünschte Geständnis abzulegen. Und so wurden der alten, geschwächten Frau auf Anordnung des Herzogs die Folterinstrumente vorgeführt: spanische Stiefel und pommersche Mütze, Daumenschrauben und Mundbirne, das Eisenkorsett mit spitzen Stacheln. Doch auch jetzt gestand die Keplerin nicht, berief sich auf ihren Glauben, sprach das Vaterunser.

Die »Territio« hatte Katharina Kepler damit überstanden. Der Herzog Johann Friedrich von Württemberg sprach sie frei. Ein zu jener Zeit seltenes Urteil, das Katharina ihrer Standfestigkeit während der »Territio«, vor allem jedoch dem Einsatz und den Beziehungen ihres prominenten Sohnes zu verdanken hatte.

Weitere Qualen und der Tod auf dem Scheiterhaufen blieben der tapferen Frau zwar erspart, die Haft jedoch hatte sie gebrochen. Ein halbes Jahr nach ihrer Entlassung starb sie.

Justina Siegemund
1636–1705 DEUTSCHLAND

Sie hatte sich als Autodidaktin zu Deutschlands bekanntester Hebamme im 17. Jahrhundert entwickelt, war Deutschlands erste Autorin eines Lehrbuchs für Hebammen. Ihrem Stand entsprach die Arbeit in der Geburtshilfe dabei keineswegs, allein ein traumatisches Erlebnis hatte sie auf diesen Weg gebracht: Einundzwanzig Jahre war sie alt, als sie, unter starkem Leibweh leidend, von vier Hebammen auf die schmerzlichste Art und Weise behandelt wurde. Eine nach der anderen hatte versucht, über zwei unerträglich lange Wochen eine Geburt einzuleiten, ihr gar prognostiziert, sie müsse nun wohl gemeinsam mit dem Säugling sterben. Erst als ihr Mann, der Rittmeister Siegemund – immer wieder auch als Siegmund oder Sigmund bezeichnet –, und ihre Schwiegermutter ein kundiges »Soldaten Weib« ins Haus holten, gab es eine erlösende Wendung. Diese einfache Frau, die – so Justina – »mehr Grund und Verstand« hatte als all die Hebammen, erkannte, dass es sich bei den starken Krämpfen nicht um Wehen handelte, sondern um eine Erkrankung der Gebärmutter. Nun endlich nahm der Spuk ein Ende, Justina erhielt von einem Arzt Medikamente und wurde wieder gesund.

Justina kam aus einem gebildeten Haus im niederschlesischen Rohnstock (heute Roztoka, Polen) bei Jauer; als Tochter eines Geistlichen konnte sie lesen und schreiben. Das unnötige Leid, das sie durch das Unwissen der Hebammen ertragen musste, veranlasste die »Siegemundin«, sich intensiv mit der Medizin zu beschäftigen. Sie las alle Bücher, zu denen sie Zugang erhielt, studierte die Anatomie des weiblichen Körpers, seine Funktionsweise, seine Krankheiten und setzte sich mit Fragen der Schwangerschaft und Geburtshilfe auseinander. Zunächst beabsichtigte sie keineswegs, selbst in der Geburtshilfe tätig zu werden, mit der Zeit jedoch entstand der Wunsch, auch anderen Frauen zu helfen. Ihre eigene Ehe blieb zwar kinderlos, aber gerade diese Tatsache schien sie dafür zu motivieren. Da es ihr selbst nicht vergönnt war, Kinder auf die Welt zu bringen, sah Justina dann später ihre Berufung darin, das Hebammenbuch zu schreiben: »Es soll, weil ich keine Kinder zur Welt geboren, das seyn, was ich der Welt hinterlasse.«

Schnell sprach sich ihr umfassendes Wissen herum

Nach ihrer Genesung suchte Justina jedoch zunächst einmal den Kontakt zu den Hebammen, die ihr Leiden falsch diagnostiziert hatten, und erzählte ihnen von dem Gelernten. Sie zeigte ihnen erklärende Abbildungen, las aus den medizinischen Büchern vor und verhalf ihnen so zu neuen, nützlichen Erkenntnissen. Von den Frauen wurde dieser »Unterricht« offenbar dankbar angenom-

Abbildungen aus einem der ersten Bücher über Geburtshilfe von Justina Siegemund, 17. Jahrhundert.

108

men, und schnell sprach es sich herum, dass die Siegemundin über ein umfassendes theoretisches Wissen in der Geburtshilfe verfügte. Bald darauf, Justina war 23 Jahre alt und hatte noch keinerlei praktische Erfahrung in der Geburtshilfe, rief eine dieser Hebammen sie bei einer schweren Geburt hinzu. Die Entbindung verlief erfolgreich, sodass man Justina Siegemund künftig des Öfteren bei problematischen Schwangerschaften und Geburten um Unterstützung bat. Daraus entwickelte sich nun eine regelrechte Hebammentätigkeit. In den folgenden zwölf Jahren praktizierte Justina zunächst in der näheren Umgebung von Jauer, half hier vor allem den Müttern aus der armen Bevölkerung, denen das Geld für eine Hebamme häufig fehlte. Ihr hervorragender Ruf als Hebamme reichte bald auch über die Grenzen der Gemeinde hinaus, und so dauerte es nicht lange, bis sie von den wohlhabenden Familien ebenfalls um Rat gefragt wurde, wenn es sich um problematische Entbindungen oder gynäkologische Leiden handelte. So entspann sich zudem ein Dialog mit Ärzten, wodurch Justina ihr Wissen noch erweitern konnte.

Ihr Ruf drang bis an andere europäische Fürstenhöfe

Es war um 1673, als man sie zu Luise von Anhalt-Dessau, Witwe des Herzogs Christian von Liegnitz-Brieg-Wohlau rief. Justina diagnostizierte bei ihr ein Gewächs in der Gebärmutter, das sie mithilfe von in die Gebärmutter eingeführten Bandschlingen entfernen konnte – eine Technik, die Justina selbst entwickelte hatte. Der zuvor todgeweihten Herzogin ermöglichte sie damit neun weitere Lebensjahre.

In Anerkennung dieser Leistung wurde Justina Siegemund zur »Stadt-Wehmutter« von Liegnitz, der nächstgrößeren Stadt, ernannt, obwohl die Hebammenordnung vorschrieb, nur Frauen für dieses Amt zuzulassen, die selbst schon Kinder bekommen hatten. In einer Zeit, in der viele der jungen Frauen – ob aus der armen Bevölkerung oder an den adligen Höfen – an den zahlreichen Schwangerschaften litten und häufig bei der Geburt ihrer Kinder starben, waren kenntnisreiche Hebammen sehr gefragt, und so rief auch der Große Kurfürst Friedrich Wilhelm von Brandenburg Justina Siegemund 1683 als »Hof-Wehe-Mutter« an das Berliner Schloss. Von hier aus drang ihr Ruf bis an andere europäische Fürstenhöfe, sodass sie schließlich auch in Holland und England arbeitete.

Im Jahr 1689, nach dreißigjähriger Praxis, veröffentlichte Justina Siegemund das Buch »Die Königlich Preußische und Chur-Brandenburgische Hof-Wehe-Mutter«. Nach der Französin Marie-Louise Bourgeois (siehe Seite 102ff.) und der Engländerin Jane Sharp war Justina Siegemund die dritte Hebamme, die ein Lehrbuch der Geburtshilfe verfasste. Sie legte es der medizinischen Fakultät der Universität Frankfurt an der Oder zur Begutachtung vor und erhielt daraufhin als Zeichen der akademischen Anerkennung die Approbation.

In diesem Buch beschrieb Justina detailliert die weibliche Anatomie, verschiedene Hilfsmittel für die Entbindungen, vor allem aber spezielle Handgriffe bei problematischen Kindslagen, so z.B. den nach ihr benannten »gedoppelten Handgriff« bei Querlage des Kindes und bereits geöffneter Fruchtblase. In diesem Fall sollte, so Siegemund, die Hand eingeführt werden, das Kind mithilfe von durch ein Stäbchen eingeführten Bandschlingen so gedreht werden, dass es nunmehr mit den Füßen zuerst auf die Welt kommen konnte. – Justina Siegemund wusste, wovon sie in diesem Buch sprach: Nach den Angaben in ihrer Leichenpredigt hatte sie im Laufe ihres Lebens 6199 Kinder geholt, darunter zwanzig kleine Fürsten und Fürstinnen.

Titelblatt des Hebammen-Lehrbuchs von Justina Siegemund aus dem Jahr 1723.

Emma Kunz
1892–1963 SCHWEIZ

Man schrieb das Jahr 1943. Der sechsjährige Anton Meier aus dem schweizerischen Würenlos war schwer an Kinderlähmung erkrankt, beide Beine waren gelähmt. Nichts hatte der Vater unversucht gelassen, um seinem Sohn zu helfen, hatte Spezialisten im In- und Ausland aufgesucht – vergeblich. Jetzt blieb ihm nur noch die Hoffnung auf ein Wunder. Er wandte sich an Emma Kunz. Sie, so hatte er von Bekannten gehört, sollte über ganz besondere Heilkräfte verfügen.

Ein Pendel führte zum Heilgestein

Emma Kunz befragte Vater und Sohn kurz über die Vorgeschichte, dann zog sie ein Pendel aus der Tasche, eine silberne Kette, an deren einem Ende sich eine Jadekugel, am anderen Ende eine Silberkugel befand. Dieses Pendel hielt sie über den Kopf des Jungen, um kurz darauf dem durch diese Prozedur merklich irritierten Vater mitzuteilen, sie bräuchte zur Behandlung des Sohnes ein gewisses Pulver, das sich im unmittelbaren Lebensumfeld des Knaben befinde. Die kleine Gruppe machte sich auf nach Würenlos, wo die Familie des kranken Jungen drei Steinbrüche besaß. Emma Kunz schritt die Umgebung des Hauses Meter für Meter ab, das Pendel in der Hand. In der Nähe des Römersteinbruchs begann sich das Pendel für alle sichtbar mehr und mehr zu bewegen, bis es – in einer alten, von den Römern ausgehobenen Grotte innerhalb des Steinbruchs – vertikal ausschlug. Hier, so äußerte Emma

Kunz begeistert, sei ein ganz besonderer Ort, eine solch starke Energie habe sie zuvor noch nie verspürt. Das zu feinem Pulver zermahlene und gereinigte Gestein aus dieser Grotte sei es, das dem kleinen Anton bei seiner Heilung helfen würde. Mehrmals täglich sollten die Eltern ihm Wickel mit kühlen Auflagen aus dem Gesteinspulver anlegen, um Knie- und Fußgelenke, aber auch um Halswirbelsäule und Schilddrüse. Über Wochen befolgten die Eltern die Anweisung von Emma Kunz. Und was keiner zu wagen gehofft hatte, geschah: Mit der Zeit konnte Anton die Füße wieder bewegen, dann die Beine, und schließlich konnte er auch wieder laufen.

Eine eindrucksvolle Geschichte, die erklärt, warum Anton Meier, der kleine Junge, der auf so wundersame Weise geheilt wurde, heute das Emma-Kunz-Zentrum in der Schweiz leitet. Es erinnert an diese außergewöhnliche Frau, die über eine ausgeprägte Sensibilität verfügte, die die Gesetzmäßigkeiten der Natur erforschte und deren Bilder in berühmten Kunstmuseen international immer wieder zu sehen sind. Es sind Bilder, auf denen sie das von ihr Wahrgenommene auf Papier bannte. So geschehen, auch zwei Tage nach der Entdeckung des Heilgesteins in

Oben: Porträt von Emma Kunz, 1912.
Rechts: Pendel mit Jade- und Silberkugel und als Ordnungsschema verwendete Holztafel.

Würenlos, als ihr Werk »AION A« oder »Die Energiefelder unserer vier Körper« entstand. Emma Kunz arbeitete mit Bleistift und Ölkreiden auf Millimeterpapier, schuf Kunstwerke ganz besonderer Art. Auch beim Zeichnen verwendete sie das Pendel, welches ihr durch seinen Ausschlag zunächst die markanten Punkte des Bildes lieferte, dann, im nächsten Schritt, die Verbindungslinien. So entstanden insgesamt über 400 Werke mit geometrischen Formen und einem dichten Liniennetz, Muster, die jedoch nicht als dekorative Werke entstanden, sondern als Antworten auf bestimmte Fragen, die vom Pendel bildhaft umgesetzt wurden, während sie sich auf die Frage konzentrierte.

Übersinnliche Phänomene waren Emma Kunz, die als Tochter armer Handweber geboren wurde, bereits in ihrer Kindheit und Jugend bekannt. Mit siebzehn Jahren musste sie den Selbstmord des Vaters verkraften und den Tod zweier ihrer sechs Geschwister. Mit achtzehn Jahren begann sie ihre Begabungen zu nutzen und fing an zu pendeln. Erste Zeichnungen entstanden in den von ihr stets mitgeführten Schulheften. Im Alter von neunzehn Jahren machte sie sich aus ihrem schweizerischen Heimatdorf auf, um einer Jugendliebe nach Amerika zu folgen. Die Suche nach dem Geliebten war erfolglos, und Emma kehrte wieder in ihr Heimatdorf in der Schweiz zurück, wo die verständnislosen Bewohner der heimgekehrten Abenteurerin den Spitznamen »Philadelphia« verpassten. Die Enttäuschung saß tief. Emma ging in ihrem Leben keine weitere Bindung mehr ein. Ihre Heiltätigkeit nahm sie 1912 wieder auf, verdingte sich für ihren Lebensunterhalt in einer Strickerei und arbeitete dann über 16 Jahre jeweils im Sommer als Haushälterin. In ihrer Freizeit schrieb sie Gedichte, die sie 1930 veröffentlichte.

Mit 46 Jahren begann Emma Kunz großformatige Zeichnungen auf Millimeterpapier zu zeichnen, nannte sich von nun an »Penta«, abgeleitet von Pentagramm, und gab ihre Tätigkeit als Haushälterin auf. Das Pendel war und blieb ihr Hauptinstrument.

Krankheit als Ausdruck von Disharmonie

Wie bei allen Rutengängern oder Pendlern verstärkte das Pendel die unmerklichen Reaktionen ihres Körpers auf elektromagnetische Felder in der unmittelbaren Umgebung. Der Körper von Emma Kunz reagierte, und das Pendel übertrug diese Reaktion in mechanische Bewegung, machte sie sichtbar, diente als Zeiger. Dies galt auch für die von ihr geschaffenen Bilder, entstanden in bis zu mehr als 24-stündigen Sitzungen, in denen sie ununterbrochen zeichnete und malte und in denen mithilfe des Pendels Linien, Muster und Strukturen entstanden.

Das war es, was Emma Kunz interessierte: Ordnungen, Gesetzmäßigkeiten, Muster, Formen – und damit

Oben: Blick aus dem Innern der Emma-Kunz-Grotte.
Rechts: Werk Nr. 168: »AION A« oder »Die Energiefelder unserer vier Körper«, das Emma Kunz zwei Tage nach der Entdeckung des Heilgesteins schuf.

Links: Von Emma Kunz polarisierte Ringelblumen.
Unten: Emma Kunz an ihrem Arbeitstisch in Waldstatt, 1958.

behauptet wird, gibt es gerade in diesem Bereich viel Scharlatanerie. Die Phänomene jedoch sind belegt und durchaus nützlich, ob nun für die Lokalisation von Brunnenbohrpunkten oder in der Heilkunde. So erzielte auch Emma Kunz mithilfe ihrer magnetischen und geistigen Kräfte in zahlreichen Fällen eindrucksvolle Heilungserfolge.

Ein außergewöhnliches Experiment

Sie selbst jedoch sah sich nicht primär als Heilerin, sondern als Naturforscherin und war seit 1951 vor allem in diesem Bereich tätig. Sie zog nach Waldstatt am Säntis, baute dort ein Haus und richtete darin ein Forschungslabor mit zahlreichen Apparaturen aus verschiedenen naturwissenschaftlichen Gebieten ein, von der Medizin bis zur Physik. Vor dem Haus hatte sie einen großen Blumengarten, in dem sie Heilpflanzen für ihre Tinkturen und Salben zog. Der Garten bordete über vor Blumen und Pflanzen, die dem Besucher durch ihre Üppigkeit und Größe ins Auge fielen. Täglich ging Emma Kunz in ihren Garten und sprach mit den Pflanzen. Das wohl außergewöhnlichste Experiment in diesem Zusammenhang war die sogenannte »Polarisation von Ringelblu-

vor allem auch die Gesetze der Natur, die sie in die Kunst übertrug. »Alles geschieht nach einer bestimmten Gesetzmäßigkeit, die ich in mir fühle und die mich nie zur Ruhe kommen lässt«, sagte sie und schrieb »Gestaltung und Form als Maß, Rhythmus, Symbol und Wandlung von Zahl und Prinzip« auf den Titel ihres später erscheinenden Buches über ihre Zeichentechnik. Es war die Suche nach übergeordneten Prinzipien. Diese übergeordneten Gesetzmäßigkeiten drückten sich in der Natur aus, in der Alchemie, der Geometrie, der Kunst, der Musik, der Philosophie. Die Harmonie, die sich in der Natur zeigte, war es, die der Mensch brauchte, um gesund zu bleiben und gesund zu werden. Krankheit war Ausdruck einer Disharmonie. Emma Kunz: »Heilkraft ist Ausdruck einer allumfassenden Kraft im Universum. Jedes Wesen, das in vollkommener Harmonie mit den kosmischen Gesetzen lebt, bedient sich in ganz selbstverständlicher und ungezwungener Weise dieser Kräfte. Einer Krankheit liegt folglich als allgemeine Ursache immer ein unausgewogenes Verhältnis zur Natur zugrunde.«

Emma Kunz selbst verfügte über ein unmittelbares Verhältnis zur Natur, eine außergewöhnlich starke Sensibilität in Bezug auf energetische und feinstoffliche Zustände. Heute weiß man – und konnte dies wissenschaftlich belegen –, dass manche Menschen in dieser Hinsicht empfänglicher sind als andere, dass sie zum Beispiel Wasseradern im Gestein erspüren oder sich in Gedanken anderer einzufühlen vermögen. Zwar verfügen weitaus weniger Menschen über solche Gaben, als

112

men«, das auf 1953 datiert wird. Ringelblumen haben körbchenartige Blütenstände mit zahlreichen, strahlend gelben bis orangefarbenen Blütenblättern. Natürlicherweise steht jede dieser Sammelblüten alleine auf einem Stängel. Emma Kunz nun schritt mit ihrer Pendelrute die Ringelblumenbeete ab und »polarisierte« die Blumen, gab ihnen den Auftrag, eine ganz bestimmte Anzahl von Tochterblüten zu bilden, fünf, sieben, neun, elf oder dreizehn Blüten – tatsächlich bildeten sich einige Tage später Blumen mit einer entsprechenden Anzahl weiterer Blüten um die Hauptblüte. Ein außergewöhnliches Experiment, das so bis heute nicht wiederholt werden konnte.

Im Emma-Kunz-Zentrum in Würenlos erinnert der Leiter Anton Meier auch heute noch an die Frau, die ihm die Beweglichkeit seiner Beine wiedergab und die sich am Fundort des Gesteins eine Begegnungsstätte für kulturelles, geistiges und heilendes Schaffen gewünscht hatte. Die Emma-Kunz-Grotte wird mittlerweile von 20 000 Menschen jährlich besucht, die sich von dem besonderen Kraftfeld überzeugen möchten. Der Leiter des Emma-Kunz-Zentrums berichtet von zahlreichen nachgewiesenen Messungen außergewöhnlich intensiver elektromagnetischer Schwingungen. Das Heilgestein »AION A« ist als notifiziertes Medizinprodukt in Schweizer Drogerien und Apotheken erhältlich und wird vor allem bei rheumatischen Beschwerden, Schmerzzuständen, Sportverletzungen und Hauterkrankungen eingesetzt.

Der gesamte künstlerische Nachlass von Emma Kunz umfasst rund 400 Bilder. Siebzig der bedeutendsten sind im Emma-Kunz-Museum in Würenlos zu sehen. In über fünfzig Ausstellungen weltweit wurden ihre Arbeiten gezeigt, darunter beispielsweise in der Kunsthalle Düsseldorf, im Musée d'Art Moderne in Paris, an den Biennalen von Venedig, Lyon und Gwangju, an einer Hauptausstellung des Kunsthauses Zürich, »Richtkräfte für das 21. Jahrhundert«. Sie war Emma Kunz, Rudolf Steiner und Joseph Beuys gewidmet.

Oben links: Werk Nr. 396; rechts: Werk Nr. 023, die Lebensuhr.
Unten: Werk Nr. 172, das Leben nach dem Leben.

113 HEILERINNEN *Emma Kunz*

Anita Backhaus
1898–1972   DEUTSCHLAND/ KOLUMBIEN

Frisch verheiratet begleitete Anita Backhaus, eine gebürtige Hannoveranerin, im Jahre 1925 ihren Mann Werner nach Südamerika. Es sollte ihre neue Heimat werden, da ihr Mann bereits vor dem Ersten Weltkrieg in der kolumbianischen Hafenstadt Barranquilla eine Stelle als Kaufmann angenommen hatte. Dort eingetroffen, musste Anita jedoch feststellen, dass ihr das Klima an der Karibikküste außerordentlich zu schaffen machte. Heiß und drückend war es hier, das ganze Jahr hindurch lagen die Temperaturen bei über 30 Grad Celsius. Anita fiel die Eingewöhnung schwer, die Hitze setzte ihr zu, sie litt unter zahlreichen Tropenkrankheiten, hatte Fehlgeburten. Trotz der Behandlung verschiedener Ärzte verschlechterte sich der Zustand der jungen Frau nach der Geburt des ersten Kindes so dramatisch, dass ihr nur noch wenige Monate Lebenszeit gegeben wurden.

Oben: Porträt von Anita Backhaus, Gotha 1928.

Von einer befreundeten Familie hatte Anita von dem naturheilkundlichen Arzt Dr. Hans Malten, hörte, einem der Pioniere der Naturheilkundebewegung in Deutschland. Malten kurierte seine Patienten maßgeblich mit einer naturnahen Lebensweise, denn er war der Überzeugung, dass ein gesunder Darm und eine gute Abwehrlage die Basis eines gesunden Körpers sind – aufgebaut durch gesunde Ernährung mit viel frischem Gemüse und Obst, Licht, Luft und Sonne, Wasseranwendungen, Abhärtung und Bewegung. Und so behandelte er auch Anita, die bei ihm in Deutschland Heilung zu finden hoffte.

Sie wollte noch mehr tun, sie wollte etwas zurückgeben

Das Wunder geschah: Nach jahrelanger Krankheit und einer denkbar schlechten Prognose genas Anita Backhaus. Dass dies »nur« durch die Veränderung des Lebensstils und einfache Hausmittel möglich war, Maßnahmen also, die jeder Mensch an jedem Ort durchführen könnte, beeindruckte sie tief.

Wieder zurück in Kolumbien, stellte Anita zunächst Ernährung und Lebensstil der eigenen Familie um. Doch sie wollte noch mehr tun, wollte etwas zurückgeben, auch anderen kranken Menschen helfen. Sie arbeitete sich intensiv in die Lehre der Naturheilkunde ein, las die Bücher ihrer bedeutendsten Vertreter – Sebastian Kneipp, Johann Schroth, Vincenz Prießnitz, Maximilian Oskar Bircher-Benner, Max Gerson, Louis Kuhne – und besuchte entsprechende Seminare. Bald war sie so weit, dass sie selbst Vorträge über naturgemäße Ernährung halten und Ratsuchenden helfen konnte; stets mit einfachen Maßnahmen aus Küche, Garten und Bad, mit

Saft- und Obsttagen, Sauermilch und Sauerkraut zur Darmpflege, mit Knoblauch, Zitronen und Essig, Einläufen, Wickeln und Bädern, Heilpflanzentees und Tinkturen.

1947 gründete Anita in Barranquilla das Instituto Dietético y Fisioterápico Thuringia, benannt nach der thüringischen Herkunft ihres Mannes. Hier gab es eine Kaltwassereinrichtung und ein Dampfbad, einen Massageraum, eine Vorrichtung für Darmbäder und Reibesitzbäder, einen Raum für Höhensonnenbestrahlungen und eine Terrasse mit Turngeräten. Zur feierlichen Eröffnung wurden alle Ärzte Barranquillas eingeladen. Anita kannte ihre Grenzen, schätzte die Arbeit der Ärzte und arbeitete mit vielen von ihnen zusammen, die ihr nicht selten »hoffnungslose« Patienten schickten: Schwerkranke, die unter Krebs, Arthritis, Asthma, Diabetes, chronischen Schmerzen, Allergien, Entzündungen litten. Unmissverständlich machte Anita den Kranken klar, dass sie die Behandlung sofort abbrechen würde, wenn die Regeln des gesunden Lebensstils nicht eingehalten würden – und konnte so, durch Darmsanierung, Entgiftung, Bewegung und Ernährungsumstellung zahlreichen Menschen helfen.

Von ihren Erfolgen hörte man auch außerhalb der Grenzen Barranquillas, und schließlich bat das kolumbianische Gesundheitsministerium Anita, Vorträge über gesunde Ernährung an städtischen Krankenhäusern zu halten. Vom »Naturopathic Institute of America« wurde ihr der Ehrentitel eines »Doctor honoris causa« verliehen, außerdem von der Emerson University Los Angeles der Titel einer »Profesora de Dietética«.

Genesung durch gesunde Lebensweise und einfache Hausmittel

1960 veröffentlichte Anita Backhaus den Ratgeber »Heilen ohne Pillen und Spritzen«, in dem sie zahlreiche Empfehlungen für eine gesunde Lebensweise und die Behandlung verschiedenster Krankheiten durch einfache Maßnahmen beschreibt. In dem Vorwort heißt es: »Es mag genügen, dass ich bisher 32 Jahre über das 1936 ärztlich vorausgesagte wahrscheinliche Ende meines Daseins hinaus am Leben geblieben bin und heute körperlich und geistig ganz gewiss leistungsfähiger und lebensbejahender bin als damals. Dieser großen Gnade bin ich mir täglich dankbar bewusst und bin immer wieder froh, dass ich aus allen den körperlichen Leiden, die mir bestimmt waren, lernen durfte mit der Berufung, nun meinen kranken Schwestern und Brüdern in der Welt zu raten und zu helfen.«

Anita Backhaus hatte noch viele Pläne. Doch ihr Leben nahm ein jähes Ende. 1969 wurde sie in Hannover während eines Besuches in der alten Heimat von einer Straßenbahn erfasst und erlitt einen schweren Schädelbruch, an dessen Folgen sie drei Jahre später starb.

Viel Bewegung an frischer Luft war ein wichtiger Bestandteil des Therapiekonzepts von Anita Backhaus.

Rosa Treiner
1912 – 2000 SÜDTIROL

Über viele Jahrhunderte waren es vor allem die heilkundigen Frauen, die berufen waren, Kranke zu heilen. Sie sagten, was zu tun ist, wenn Kinder mit hohem Fieber daniederlagen, kannten sich aus in der Wundpflege, wussten Rat, wann immer Menschen leiden mussten. In einer Vergangenheit, in der es noch wenige Ärzte gab, die die Medizin zu ihrer Profession gemacht hatten, spielten diese Frauen eine herausragende Rolle. Sie verfügten über die Kenntnisse mehrerer Generationen, denn meist waren sie schon von ihren Müttern und Großmüttern in die Heilkünste eingeführt worden, hatten von ihnen gelernt und aufgrund dieses Wissens wiederum eigene Erfahrungen gesammelt. Kaum eine dieser Frauen ist uns heute noch bekannt, die meisten von ihnen gerieten später in Vergessenheit und damit auch ihre Heilkunde. Nur wenige von ihnen schrieben ihre Erfahrungen und Rezepte nieder, konnten so ihr Wissen in gewissem Umfang weitergeben.

Eine von ihnen war Rosa Treiner aus dem Ultental in Südtirol, deren medizinischen Nachlass wir der Initiative ihres Neffen Moritz Schwienbacher verdanken.

Oben: Porträt der Kräuterheilkundigen Rosa Treiner.

Nach dem Tod der Tante gründete er einen Freundeskreis, der in mühsamer Kleinarbeit die weit verteilten und vielfach verschenkten Originalrezepte und Unterlagen zusammensuchte, um sie dann, geprüft von einer Bozener Apothekerin, zu veröffentlichen. Im Jahr 2003 erschien »Das Kräuterbuch der Treiner Rosa. Rezepte aus der Volksmedizin«.

Die »Treiner Rosa« hatte sich schon als Kind für Heilpflanzen interessiert und sie mit viel Freude gesammelt, kaum ahnend, dass sie für sie selbst einmal eine lebenswichtige Rolle spielen würden.

Ein Schicksalsschlag bringt sie der Kräuterheilkunde näher

Der Vater starb, als Rosa gerade 13 Jahre alt war. Damit die anfallende Arbeit in dem landwirtschaftlichen Betrieb der Familie bewältigt werden konnte, musste nun auch sie wie ihre sieben älteren Geschwister auf dem elterlichen Hof mitarbeiten. Eines Tages geschah das Unglück: Beim Stapeln von Getreidegarben oben auf dem Heuboden der Scheune rutschte sie aus, stürzte mehrere Meter tief und verletzte sich schwer an der Wirbelsäule. Es schien, als könne sie sich nie wieder richtig bewegen. Im Laufe der nächsten Jahre wurde sie von zahlreichen Ärzten behandelt und an der Wirbelsäule operiert, doch machten ihr die Mediziner wenig Hoffnung, älter als fünfzig Jahre zu werden.

Damit wollte Rosa sich nicht abfinden. Sie beschäftigte sich noch intensiver als zuvor mit Heilpflanzen, las in Büchern, probierte neue Rezepturen aus und überprüfte deren Wirkung am eigenen Leib. Ihren Lebensunterhalt verdiente sie sich als Haushälterin beim Gemeindeschmied und dessen Knecht, wo sie insgesamt 32 Jahre lang arbeitete. Im Alter von 49 Jahren heiratete sie den Schneider Johann Schwienbacher.

Oben: Rosa Treiner mit Josef und Matthias Preims, für die sie jahrelang die Hauswirtschaft führte.
Unten: Rezeptseiten von Rosa Treiner.

Mittlerweile war Rosa zu einer bekannten Kräuterheilkundigen geworden, denn immer gab sie ihr eigenes Wissen auch an andere weiter. Die Hilfesuchenden erhielten von ihr Ratschläge, aber auch selbstgemachte Salben, Liköre und Kräuterschnäpse – ihren nervenstärkenden Wein mit Chinarinde und Cognac, den Magenbitter mit Wermut, Enzian, Orangenschalen, Zimt, Pfefferminze, Fenchel und Wacholder, den Kräuter-Honig-Schnaps aus Basilikum, Salbei, Zitrone und Honig. Gegen zu hohen Blutdruck kannte sie einen Tee aus Schafgarbe, Knoblauchsrauke, Weißdorn, Brennnessel, Johanniskraut, Schachtelhalm, Vogelknöterich und Mistel.

Zufriedenheit als Voraussetzung für Gesundheit

Es waren insbesondere die einfachen Rezepte mit Ingredienzien aus Küche und Garten, die ihren Ruhm als Heilkundige begründeten, zum Beispiel Lavendelessig-Einreibungen des Kopfes gegen Kopfschmerzen, in Schweinefett getränkte schafwollene Strümpfe um den Hals gelegt gegen Husten, in Zucker angesetzte Preiselbeeren gegen Fieber. Bei Keuchhusten und Angina bereitete sie eine Salbe aus Butter, Honig und Knoblauch zu oder einen Brei aus Lehm, Essig und etwas Arnikatinktur. Gegen Arterienverkalkung, kalte Hände und Füße empfahl sie ein Wasser aus Knoblauch und Zitrone. »Der beste Arzt muss sich der Mensch selbst sein!«, ermahnte sie ihre Mitmenschen, forderte sie auf, selbst etwas zu tun und die Behandlung nicht dem Arzt zu überlassen. Als eine der wichtigsten Voraussetzung für Gesundheit nannte sie Zufriedenheit. Sie riet zu Ruhepausen, die Stress und Ärger verringern, zu regelmäßigen Mahlzeiten, denn diese sorgten für einen geordneten Tagesablauf und damit auch für die Ordnung des Lebens. Für ebenso bedeutsam hielt sie eine gesunde Lebensführung mit täglichen Spaziergängen, naturnahen, einfache Speisen. Treten dennoch Krankheiten auf, so solle man zunächst die Heilkräfte der Natur nutzen, das Sonnenlicht, die frische Luft, die Heilpflanzen.

Vor allem anderen aber zählte für Rosa Treiner die innere Haltung, die von und Dankbarkeit geprägt sein solle. Sie selbst war tief gläubig, unternahm viele Wallfahrten, hörte jeden Morgen im Radio die heilige Messe. Obwohl sie ihr Leben lang unter den Folgeschmerzen des Unfalls zu leiden hatte, half sie ihren Mitmenschen als Seelentrösterin und Heilpflanzenkundige – überzeugt davon, dass »der Herrgott für jedes Wehwehchen ein Kraut hat wachsen lassen«.

V PIONIERINNEN

Wie werden neue Therapien entwickelt? Für die Frauen, um die es in diesem Kapitel geht, war Grundlage dafür die eigene Erfahrung, die Praxis. Sie wiesen einen Weg, der eine Alternative zur Therapiefindung am Schreibtisch oder im Labor auf der Basis theoretischer Überlegungen war.

Ita Wegman, die wichtige Impulse in der Zusammenarbeit mit Rudolf Steiner empfing, entwickelte die anthroposophische Medizin durch ihre Arbeit mit Kranken maßgeblich weiter. Eunice Ingham, die Begründerin der Fußreflexzonenmassage, war als Masseurin tätig; sie hatte von den Pionieren der Zonentherapie gehört – und begann, die Füße ihre Patienten zu behandeln. Mit außerordentlichem Erfolg, konnte sie doch Verbindungen zu bestimmten Körperbereichen herausfinden. Anna Freud wiederum wurde, aufbauend auf den Erkenntnissen ihres Vaters Sigmund Freud, zu einer Wegbereiterin der Kinderpsychoanalyse.

Besonders eindrucksvoll ist, mit welcher Unbeirrbarkeit Elizabeth Kenny und Trudi Schoop an ihren Ideen neuer Therapiekonzepte festhielten. Mitten im australischen Busch begegnete Elizabeth Kenny Kindern, die an Kinderlähmung erkrankt waren. Intuitiv behandelte sie die verspannten, schmerzhaften Muskeln mit warmen Auflagen, Massagen und vorsichtigem Bewegungstraining – und fand damit zu einer Therapie, die im krassen Gegensatz zur gängigen Behandlung mit Schienen und Gipsschalen lag. Trudi Schoop war erfolgreiche Ausdruckstänzerin und hatte eine völlig neue Idee, um Patienten in psychiatrischen Kliniken zu helfen: Sie tanzte mit ihnen – und wurde so eine der Begründerinnen der Tanztherapie.

Gewürdigt werden darüber hinaus auch jene Frauen, die ihre Männer in jeder Form unterstützten und ihnen den Rücken frei hielten, ohne selbst in Erscheinung zu treten. Henriette Hahnemann, die Frau des Begründers der Homöopathie, gehört zu ihnen. Ebenso Martha Freud, die stets die Alltagsprobleme von ihrem Gatten fernhielt, jahrzehntelang loyal an seiner Seite blieb. Auch dieser Beitrag vonseiten der Frauen kann nicht hoch genug eingeschätzt werden.

Henriette
1764–1830 und
Mélanie Hahnemann
1802–1878   DEUTSCHLAND/FRANKREICH

Die Homöopathie ist eine besondere Therapieform. Mit individuell gewählten Arzneimitteln in kleinsten Dosen zielt sie darauf ab, im Körper therapeutische Reize zu setzen, die den Organismus befähigen, die vorliegende Krankheit aus eigener Kraft zu überwinden. Ungewöhnlich an dieser Methode ist ihr Grundprinzip: Arzneimittel werden nicht, wie in der konventionellen Medizin, nach ihren Inhaltsstoffen und deren Wirkung ausgewählt, sondern nach dem sogenannten »Ähnlichkeitsprinzip«: »*Similia similibus curentur*« – Ähnliches möge mit Ähnlichem behandelt werden. Der Kranke erhält genau den Stoff, der bei einem Gesunden eine den Symptomen der Krankheit ähnliche Reaktion hervorruft. Beispielsweise wird die Brennnessel homöopathisch eingesetzt bei juckenden Bläschen, wie sie diese auch verursacht. Die Tollkirsche, *Atropa belladonna*, die in ihrem Vergiftungsbild einen Blutandrang zum Kopf und damit verbunden eine Überempfindlichkeit der Sinnesorgane verursacht, ist ein bekanntes Mittel, das immer dann zum Einsatz kommt, wenn die Schleimhäute des Kopfes stark gerötet und heiß sind, jedes Geräusch zu laut, jedes Licht zu hell ist – so wie dies bei bestimmten Formen von Mittelohrentzündung, Angina oder Scharlach zu beobachten ist.

Oben: Henriette, die erste Frau Samuel Hahnemanns, die Bodenständige (links), und die zweite Ehefrau Mélanie Hahnemann (rechts), die schöne, elegante Marquise aus Paris.

Das Ähnlichkeitsprinzip gibt es in der Medizingeschichte schon lange. Der kluge Kopf, der darauf aufbauend ein ausgefeiltes Therapiesystem entwickelte, war der deutsche Arzt und Apotheker Samuel Hahnemann (1755–1843). Auf seinem Lebensweg begleiteten ihn zwei Ehefrauen, die unterschiedlicher nicht hätten sein können: Henriette und Mélanie.

Entscheidend für die Homöopathie

Henriette Küchler war gerade einmal 17 Jahre alt, als sie sich in den Arzt Samuel Hahnemann verliebte und ihrem Stiefvater 1782 eröffnete, sie wolle dessen Frau werden. Der Apotheker hatte Hahnemann mehrfach erlebt, konnte die von ihm ausgehende Faszination durchaus verstehen, gab jedoch zu bedenken: »Man heiratet nicht einen solch originellen Kopf.« Samuel war ein hochintelligenter und begabter junger Mann, der sich mit Stipendien den Besuch der Landes- und Fürstenschule St. Afra bei Meißen erarbeitet hatte, bereits während des Medizinstudiums Sprachunterricht gab, französische und englische Werke übersetzte. Aber er war keiner, der mit dem Strom schwamm, war unzufrieden mit der Medizin seiner Zeit, ein Querdenker, der keine Kompromisse einging. Ob er Henriette gut versorgen würde?

Henriette hörte nicht auf den Vater – und sollte bald merken, dass ihre Vorstellung, die Frau eines allseits anerkannten und gut bezahlten Arztes zu werden, eine Illusion war. Hahnemann blieb ein unruhiger und kritischer Geist, immer auf der Suche nach neuen Erkenntnissen, neuen Arbeitsstellen. Zahlreiche Umzüge machte Henriette mit, von Erlangen nach Hettstedt, Dessau, Gommern, Dresden, Leipzig, Gotha, Georgenthal, Göttingen, Molschleben, Pyrmont, Wolfenbüttel, Braunschweig, Königslutter, Hamburg, Altona, Mölln, Machern, Eilenburg, Leipzig und Torgau. Die Kinderschar wuchs. Elf Söhne und Töchter sollten es insgesamt werden.

Hahnemann setzte sich intensiv mit den vorherrschenden Therapiemaßnahmen auseinander, dem massiven Einsatz von Aderlässen bei jeder Unpässlichkeit, die seiner Meinung nach die Menschen eher schwächten als ihnen halfen, den hohen Medikamentendosen. Schließlich wandte er sich ganz von dieser Heilkunde ab, wollte nunmehr ausschließlich schriftstellerisch tätig sein. Er arbeitete unermüdlich, wurde ein angesehener Autor und Übersetzer – das Geld jedoch blieb knapp. Die Armut der Familie, so ein Biograf, sei »nicht pittoresk genial, sondern schlechthin miserabel« gewesen. Während Hahnemann bis spät in die Nacht am Schreibtisch saß, versuchte Henriette, die der Homöopath später als »edle Gefährtin seines Künstlerlebens« bezeichnete, die Familie zusammenzuhalten, das Chaos zu meistern.

Rechts: Porträt von Samuel Hahnemann, 1820, Kupferstich. Unten: Homöopathische Heilmittel in Fläschchen mit dem Porträt Samuel Hahnemanns.

Für die Homöopathie entscheidend war das Jahr 1790, denn in diesem Jahr übersetzte Hahnemann die Arzneimittellehre des schottischen Medizin- und Chemieprofessors William Cullen (1710–1790). Durch Unklarheiten im Text sah er sich veranlasst, dessen Ausführungen über die Chinarinde, ein damals bekanntes Malariamittel, am eigenen Leib auszuprobieren. Er nahm Chinarinde ein und entwickelte selber Symptome wie beim Wechselfieber. Eine erste Vermutung des Ähnlichkeitsgesetzes als Therapieprinzip tat sich auf, ein ungewöhnliches, zur damaligen Medizin konträres Konzept – für Hahnemann ein sehnlich erwarteter Silberstreif am Horizont.

Henriette und ihre Kinder als Testpersonen des Vaters

Für Henriette beutete die neue Entdeckung zunächst einmal, dass ihr Mann nun noch fieberhafter an neuen wissenschaftlichen Ideen arbeitete und die schlechte finanzielle Lage sich fortsetzte. Hinzu kam, dass Hahnemann jetzt seine Hypothese überprüfen wollte – und er selbst, aber auch Henriette und die Kinder in unzähligen Arzneimittelprüfungen Arzneisubstanzen einnahmen, damit der Vater genau beobachten und feinsäuberlich notieren konnte, welche Symptome nach der Einnahme auftraten. 1796 dann veröffentlichte Hahnemann erstmalig seine Überlegungen zur Homöopathie.

Es vergingen zwar noch einige Jahre, bis sich seine Ideen durchsetzten, doch 1805, mit dem Umzug nach Torgau, schien Henriette mit ihrer Familie endlich die ersehnte Ruhe zu finden. Hahnemann, nun um die fünfzig, befand sich im Zenit seiner Schaffenskraft. Die von ihm entwickelte Methode hatte inzwischen an Po-

121 PIONIERINNEN *Henriette und Mélanie Hahnemann*

pularität gewonnen, fand Anhänger wie Christoph Wilhelm Hufeland, dem Arzt Goethes, Wielands, Schillers und Herders und sogar Goethe selbst, der später anerkennend über Hahnemann schrieb: »Ich glaube jetzt eifriger denn je an die Lehre des wundersamen Arztes, seitdem ich die Wirkung einer allerkleinsten Gabe so lebhaft gefühlt und immer wieder empfinde.«

In Torgau erstand Hahnemann ein Haus mit Garten, in dem er und die Seinen für die nächsten sieben Jahre wohnen sollten. Weitere Stationen folgten: erst Leipzig, dann Köthen. 1810 erschien das »Organon«, die »Bibel der Homöopathie«. Hahnemann war jetzt ein bekannter Mann, ein wenig schrullig vielleicht; durch seine lautstark und polemisch vorgetragene Kritik an der konventionellen Medizin hatte er sich allerdings auch Feinde gemacht.

Begegnung mit Mélanie D'Hervilly

Am 31. März 1830 dann starb Johanna Henriette Leopoldina Hahnemann im Alter von 65 Jahren, nach einem anstrengenden Leben an der Seite eines genialen Mannes, dessen Visionen und Pläne den Mittelpunkt seines Daseins ausfüllten, dem sie in all den schwierigen Jahren der Suche und Entwicklung den Rücken frei hielt, Armut, Arbeitslosigkeit und Ausgrenzung in Kauf nahm, während er gleichsam getrieben seinen Forschungen nachging.

Ganz anders Mélanie D'Hervilly, die schöne, elegante, vor Leben sprühende Marquise aus Paris, die Hahnemann kennenlernte, nachdem er längst berühmt war. Als Mann verkleidet, war die junge hübsche Malerin, die leidenschaftlich gerne ritt, schoss und jagte, mit der Kutsche von Paris nach Köthen gereist. Sie hatte sein Hauptwerk, das »Organon« gelesen, war Feuer und Flamme für die neue Therapiemethode und wollte sich von dem mittlerweile fast achtzigjährigen Hofrat Hahnemann behandeln lassen. Sie verdrehte ihm den Kopf, er berührte sie in ihrer Seele, machte ihr nach drei Tagen einen Heiratsantrag. Und dann nahm sie ihn gleich mit nach Paris, nachdem er seine Verhältnisse in Köthen geregelt, seinen Hausstand und einen Großteil des gesamten Vermögens an die verdutzten Kinder verteilt hatte, die nicht verstehen konnten, dass ihr Vater plötzlich derartig auflebte und sich wie ein verliebter Jüngling zeigte.

Eine der größten Liebesgeschichten der Medizin

Es war eine der größten Liebesgeschichten der Medizin, zwischen zwei Menschen, die zwar 44 Jahre trennten, die sich aber gesucht und nun gefunden zu haben schienen. Wir leben »als ein paar zärtliche Täubchen, und unsere gegenseitige Liebe nahm und nimmt täglich zu«, schrieb Hahnemann seinem engen Vertrauten und Kollegen Clemens von Bönninghausen aus Paris. Mélanie holte den alten Hofrat, der sein Leben bis dahin zurückgezogen der Wissenschaft gewidmet hatte, auf die gesellschaftliche Bühne, baute mit ihm in Paris eine große, elegante Praxis auf, die schon bald florierte. Man lud zu großen Soiréen ein, ging ins Theater, nahm an gesellschaftlichen Anlässen teil. Mélanie versorgte ihren Mann fürsorglich, lernte die Homöopathie wissbegierig und mit zunehmender Sachkunde, wurde seine einzige offi-

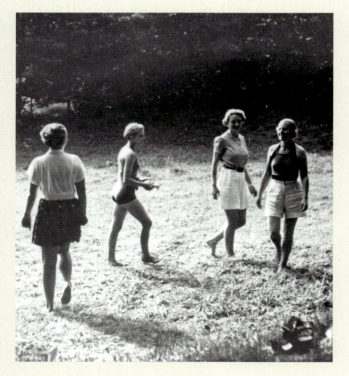

Graslaufen als Heilkur zur Anregung der Blutzirkulation.

»Ich schwöre Ihnen ewige Liebe«: Auch Mélanie versorgte ihren 44 Jahre älteren Ehemann bis zu dessen Tod im Jahr 1843.

zielle Assistentin und, wie Hahnemann verliebt sagte, »der beste Homöopath in ganz Europa«. Seiner Mélanie schrieb er einige Monate vor seinem Tod als Neujahrsgruß: »Ich brauche nicht zu wiederholen, dass ich Dich von ganzem Herzen liebe, wie ich in meinem ganzen langen Leben nie jemanden geliebt habe. Du übertriffst alles, was ich mir an Liebenswürdigkeit vorstellen kann, denn Deine Seele und Dein moralisches Empfinden entsprechen so sehr dem, was ich in mir selbst spüre, dass wir uns in aller Ewigkeit niemals trennen können.« Und Mélanie gestand ihm bald nach der ersten Begegnung: »In meinen Gedanken werden Sie für immer mein Gemahl sein, kein anderer Mann wird je seine profane Hand nach mir ausstrecken, kein anderer Mund je meinen Mund küssen. Ich schenke Ihnen mein Vertrauen und schwöre Ihnen ewige Liebe.« Ein Schwur, den sie einhielt.

Samuel Hahnemann starb 1843. Mélanie ließ den Leichnam einbalsamieren, bahrte ihn zwei Wochen in ihrer Wohnung auf, setzte ihn in aller Stille in einer von ihr gewählten Gruft auf dem Montmartre bei, was ihr die Missgunst der Kinder Hahnemanns einbrachte. Auch die Pariser Ärzte zeigten nach Hahnemanns Tod Mélanie gegenüber offene Ablehnung, ebenso der Berufsstand der Homöopathen selbst, da sie kein rechtmäßiges Diplom vorweisen konnte, sondern nur ein Diplom als »Docteur en médicine homéopathique«. Um dessen Ausstellung hatte Hahnemann den Leiter der Allentown Homoepathic Academy im amerikanischen Pennsylvania, Constantin Hering, gebeten. 1847 wurde Mélanie wegen illegaler Ausübung der Medizin und Pharmazie angeklagt, für schuldig befunden, mit einer geringen Geldstrafe und einem Behandlungsverbot bestraft. Einige Jahre später nahm sie die Praxistätigkeit wieder auf, erst heimlich, dann unter dem formalen Schutz eines befreundeten Arztes. 1851 hatte Mélanie ein 13-jähriges Mädchen zu sich genommen, Sophie, die später Karl von Bönninghausen, den Sohn von Hahnemanns engem Vertrauten, heiratete. Karl war ebenfalls Arzt und führte mit Mélanie gemeinsam über viele Jahre eine Praxis, in der sie homöopathisch behandelte.

Mélanie starb 1878 und fand nach 35 Jahren Witwenschaft auf dem Friedhof Montmartre neben Samuel Hahnemann, dem *grand homme*, ihre letzte Ruhe.

Ita Wegman
1876–1943
HOLLAND / INDONESIEN / SCHWEIZ

Seit Beginn des 20. Jahrhunderts hat die Anthroposophie in vielen Bereichen unseres Alltags Eingang gefunden – ob in den Waldorfschulen, im biologisch-dynamischen Landbau oder in der Kosmetik und Heilkunde. Auch die Kenntnis um das Wirken ihres Begründers Rudolf Steiner ist heute allgemeines Bildungsgut. Nur wenige aber wissen, dass eine Frau maßgeblich an der Entwicklung der anthroposophischen Medizin beteiligt war: Ita Maria Wegman. Unter anderem gründete sie die erste anthroposophische Klinik und schrieb mit Steiner das Grundlagenwerk zur anthroposophischen Medizin. Die Verehrung für Rudolf Steiner bestimmte ihr Dasein auch lange nach seinem Tod, noch in ihren letzten Tagen bat sie darum, man möge bei ihrer Beerdigung nur erwähnen, dass sie Rudolf Steiner immer dienen werde, er ihr einziger persönlicher Lehrer gewesen sei.

Ita Wegman hatte eine außergewöhnliche Kindheit. Als zweites von sechs Kindern eines holländischen Kolonialhändlers wuchs sie auf der indonesischen Insel Java auf, verbrachte dort eine unbeschwerte Zeit inmitten einer üppigen, urwaldartigen Natur mit Vulkanen und Gebirgen, weiten Meeresstränden, farbenprächtigen Gemüseplantagen; erlebte ihre Kindertage in einem großzügigen, kolonialen Haushalt mit vielen Gästen und javanischen Kindermädchen, die ihr märchenhafte Geschichten aus einer faszinierenden anderen Welt erzählten.

Als Ita 14 Jahre alt war, starb ihr jüngerer Bruder, vermutlich an einer ansteckenden Krankheit. Die Kinder wurden daraufhin für die weitere Schulausbildung nach Arnheim in Holland geschickt. Auf der Rückreise nach Java, Ita war jetzt 19 Jahre alt, lernte sie einen jungen Offizier kennen, mit dem sie sich bald darauf verlobte. Das unerwartete Glück jedoch war nur von kurzer Dauer: Der junge Mann bekam eine Lungenentzündung und starb. Dieses einschneidende Erlebnis führte dazu, dass sich Ita – nun der erträumten persönlichen Lebensperspektive beraubt – in ein Haus in den Bergen zurückzog und zunehmend geistigen Themen zuwandte. In dieser Zeit kam sie erstmals mit der theosophischen Gesellschaft in Kontakt, suchte einen Gesprächskreis auf, der sich mit Fragen in Wissenschaft, Religion und Philosophie beschäftigte, mit östlichen Weisheiten, Okkultismus, Mystik und der Kunst.

»Sie war ein Mensch, der nicht in Vorstellungen, sondern im Tun lebte«

Als Ita 24 Jahre alt war, zog die Familie aufgrund einer Erkrankung des Vaters wieder nach Holland, wo sie zunächst eine zweijährige Ausbildung zur Turnlehrerin absolvierte. Anschließend ging sie, angezogen vom kulturellen Leben in der deutschen Hauptstadt, nach Berlin. Darüber hinaus beschäftigte sie sich intensiv mit der »schwedischen Massage«, Hydrotherapie und Heilgymnastik.

Bereits zu Beginn ihrer Berliner Zeit begegnete sie Rudolf Steiner, diesem außerordentlich vielseitigen und tiefsinnigen Denker, der 1902 Vorsitzender der »Deut-

Oben: Porträt von Ita Wegman, um 1935. Unten: Homöopathischer Medizinkoffer aus dem 19. Jahrhundert.

schen Sektion der Theosophischen Gesellschaft« wurde. Steiner hatte nach einem Studium der Naturwissenschaften, Philosophie und deutsche Literatur in Wien als Herausgeber und Bearbeiter der naturwissenschaftlichen Schriften Goethes in Weimar gearbeitet und über Erkenntnistheorie promoviert. In Berlin bewegte er sich innerhalb der Berliner Avantgarde und hielt Vorträge zu philosophischen sowie spirituellen Themen.

Von Zeit zu Zeit hörte auch Ita Wegman Steiners Vorträge. Nach einer Veranstaltung, in der Steiner sich der Interpretation eines goetheschen Märchens gewidmet hatte, ging sie auf ihn zu. Beeindruckt von ihrer offenkundigen Wissbegierde, lud er sie zu Seminaren in einem engeren Kreis ein.

Nach der Auffassung Steiners ist der Mensch ein in die Rhythmen und Zyklen der Natur eingebettetes körperliches, geistiges und spirituelles Wesen, Teil der Menschheitsgeschichte und in engem Kontakt mit der jenseitigen Welt stehend. Dieses Menschenbild hatte auch Auswirkungen auf das medizinische Denken, das die angehende Masseurin Ita Wegman besonders interessierte, denn es erweiterte ihrer Ansicht nach die an rein naturwissenschaftlich orientierter Erkenntnis ausgerichtete Medizin der damaligen Zeit um wichtige Facetten.

Ita Wegman war eine pragmatische, lebensnahe und herzenswarme Person, die es nicht bei der akademischen Diskussion beließ, sondern danach strebte, ihre neu gewonnenen Erkenntnisse und Überzeugungen im Alltag umzusetzen. »Sie war ein Mensch, der nicht in Vorstellungen, sondern im Tun lebte«, so ihr Biograf. Rudolf Steiner und seine spätere Frau Marie von Sivers ermutigten die bereits Dreißigjährige, noch einmal Medizin zu studieren. Und so ging Ita Wegman 1906 nach Zürich, wo Frauen bereits seit 1865 studieren durften. 1911 schloss sie ihr Studium ab, arbeitete in den folgenden Jahren als Allgemeinmedizinerin und eröffnete dann 1917 eine frauenärztliche Praxis in Zürich.

Durch die intensive Beschäftigung mit der Anthroposophie während all dieser Jahre gelangte Ita Wegmann selbst zu neuen Erkenntnissen, die in der medizinischen Praxis ihren Niederschlag fanden. Angeregt von Rudolf Steiners Überlegungen über die Analogie von Krebsgeschwür und Mistel, war sie entscheidend beteiligt an der Ausarbeitung der Misteltherapie; bereits 1917 setzte sie

Ita Wegman mit einer Kommilitonin während ihrer Studienzeit 1906 bis 1911 in Zürich.

erfolgreich eine aus der Mistel gewonnene Arznei gegen Krebs ein – heute kommt ein solches Mittel bei einem Viertel der Krebspatienten zur Anwendung. Im weiteren Verlauf ihrer Tätigkeit war Ita Wegmann noch an der Entwicklung zahlreicher Arzneimittel und typischer Therapieformen der anthroposophischen Medizin wie der Heileurythmie beteiligt. Sie erweiterte die Behandlungsmöglichkeiten durch spezielle Massagen – so durch die »rhythmische Massage nach Ita Wegman« –, diverse Wickel sowie Auflagen, und sie arbeitete mit Mal-, Sprach-, Musik- und Ernährungstherapien.

1920 zog Ita Wegman von Zürich ins schweizerische Arlesheim. Schon lange hatte sie den Wunsch, ein »Klinisch-Therapeutisches Institut« zu gründen, in dem sie die Anregungen Steiners noch besser umsetzen konnte. Mit bescheidenen Mitteln kaufte sie ein kleines Haus mit fünf Zimmern, ließ es umbauen, arbeitete nebenher in einer ambulanten Praxis. Häufig kam Steiner in die Klinik, um sie zu beraten, eine Zeit der fruchtbaren Zusammenarbeit folgte. Entsprechend dem alles umfassenden Bild, das die Anthroposophie vom Menschen zeichnete, verfolgte Ita Wegmann in ihrer Arlesheimer Klinik das Ziel einer ganzheitlichen Behandlung ihrer Patienten. Die Krankheit, so die Überzeugung von Steiner und Wegman, zeuge von einem Ungleichgewicht der inneren Anteile, die es wieder zu harmonisieren gelte. Die verschiedenen Anteile des Menschen wurden dabei als »Leiber« und »Glieder« beschrieben. Dazu Wegman: »Der Mensch muss als Gesunder aus diesen Gliedern heraus angeschaut, er muss als Kranker in dem gestörten Gleichgewicht dieser Glieder wahrgenommen werden. Es müssen zu seiner Gesundheit Heilmittel gefunden werden, die das gestörte Gleichgewicht wieder herstellen.« Die Krankheit sollte demnach für den Kranken auch als Impuls verstanden werden, sich intensiver mit den verschiedenen Ebenen seines Lebens zu befassen, mit den Bereichen, die in der Vergangenheit zu kurz kamen. Und er sei aufgefordert, aktiv daran mitzuarbeiten, dass Körper, Seele und Geist wieder ins Lot kämen.

Intensive Zusammenarbeit mit Rudolf Steiner

Nur zwei Jahre später gründete Ita Wegman ebenfalls in Arlesheim ein heilpädagogisches Heim für behinderte Kinder – lieber sprach sie von »seelenpflege-bedürftigen Kindern« – und widmete sich von nun an intensiv der besonderen Betreuung und Förderung dieser Kinder. Aus ihrer Arbeit sollte später die heilpädagogische Camphill-Bewegung hervorgehen. Auch ein eigenes Arzneimittellabor, die heutige Firma »Weleda«, wurde von Ita Wegman in diesen Jahren gegründet, denn das Krankheitsverständnis und die daraus resultierenden Therapieformen der anthroposophischen Medizin erforderten andere Zusammensetzungen und Herstel-

Ita Wegman war ausgebildete Turnlehrerin und beschäftigte sich intensiv mit Heilgymnastik.

Dr. Ita Wegmann (Mitte), 1912 in Winterthur mit Schwesternkurs.

lungsformen von Arzneimitteln. So wurden zum Beispiel zu verwendende Heilpflanzen nur zu bestimmten Zeiten im Mondzyklus gesät und geerntet.

Bereits 1913 war das Goetheanum als Zentrum der Anthroposophie im schweizerischen Dornach errichtet worden. Nachdem in der Silvesternacht 1922/23 das Gebäude bis auf die Grundmauern abbrannte – nach Entwürfen Rudolf Steiners erstand es 1928 neu –, intensivierte sich die Zusammenarbeit Wegmans und Steiners. Steiner hielt sich jetzt noch häufiger in Arlesheim auf, sie reisten nach England, Österreich, Holland und Frankreich. Er berief Ita in den Vorstand der »Allgemeinen Anthroposophischen Gesellschaft«, leitete mit ihr den ersten Jahrgang der 1923 gegründeten Freien Hochschule für Geisteswissenschaft und ernannte sie zur Vorsitzenden der medizinischen Sektion der Hochschule. Gemeinsam erarbeiteten sie die wichtigste Schrift zur anthroposophischen Medizin »Grundlegendes zur Erweiterung der Heilkunst«, die Ita Wegmann noch im Todesjahr Rudolf Steiners postum herausgab. Die ersten Zeilen dieses Buches machen deutlich, dass es hier nicht um eine Alternative, sondern um eine Erweiterung der konventionellen Medizin geht: »Nicht um eine Opposition gegen die mit den anerkannten wissenschaftlichen Methoden der Gegenwart arbeitende Medizin handelt es sich. Diese wird von uns in ihren Prinzipien voll anerkannt. ... Allein wir fügen zu dem, was man mit den heute anerkannten wissenschaftlichen Methoden über den Menschen wissen kann, noch weitere Erkenntnisse hinzu, die durch andere Methoden gefunden werden, und sehen uns daher gezwungen, aus dieser »erweiterten« Welt- und Menschenerkenntnis auch für eine Erweiterung der ärztlichen Kunst zu arbeiten.« Rudolf Steiner starb 1925; bis zuletzt hatte ihn Ita ärztlich begleitet und gepflegt.

Noch zehn Jahre gehörte Ita Wegmann zum Vorstand der »Anthroposophischen Gesellschaft«, wurde 1935 jedoch nach langjährigen Auseinandersetzungen innerhalb der Gesellschaft ausgeschlossen. Bis zum Ausbruch des Zweiten Weltkriegs, der ihrem Wirken insbesondere auf internationaler Ebene ein Ende bereitete, setzte sie sich intensiv für die Verbreitung der anthroposophischen Medizin und Heilpädagogik ein. Nach 1939 hielt sie sich überwiegend in Ascona auf, wo sie ebenfalls eine kleine Klinik gegründet hatte.

1943 starb Ita Wegmann, eine besondere und heute wenig bekannte Frau, deren große Kraft vor allem in der persönlichen Begegnung zur Entfaltung kam und die einmal schrieb, dass die »Kunst des Heilens nur im Verborgenen wachsen kann«.

Elizabeth Kenny
1880–1952 AUSTRALIEN/USA

Warme Packungen gegen Kinderlähmung? Massagen gegen eine Krankheit, bei der die Nerven irreparabel geschädigt werden? Die Ärzte konnten einfach nicht glauben, was die australische Krankenschwester zur Behandlung von Kinderlähmung empfahl. Ruhigstellung mit Gips und Schienen, oft über Monate hinweg – das waren die anerkannten Therapien, sonst nichts!

Die Frau, die diese klassischen Behandlungsmethoden in Frage stellte, war in Warialda, New South Wales, geboren, als Tochter eines irischen Farmers und Tierarztes und einer australischen Mutter. Nach einer bescheidenen Schulbildung absolvierte sie ein Praktikum in einem Entbindungsheim, bot dann unentgeltlich ihre Hilfe an, wenn eine Geburt bevorstand oder jemand in der näheren Umgebung krank war. Auf dem Pferd ritt sie zu den Kranken, übernachtete nicht selten unter freiem Himmel.

Anfang des 20. Jahrhunderts begegnete Elizabeth einer ihr damals unbekannten ominösen Krankheit, bei der die Patienten – vornehmlich Kinder, aber auch Erwachsene – zunächst Symptome eines grippalen Infekts zeigten, dann aber folgten – in manchen Fällen – eine Gehirnhautentzündung mit Fieber, im dritten Stadium schwere Muskelkrämpfe, Schmerzen und schließlich Lähmungen, die vorrangig die Beine betrafen. Im schlimmsten Fall erfasste die Lähmung den Rumpf, mit der Gefahr einer Atemlähmung.

Im Gegensatz zur konventionellen Therapie

Erstmalig 1895 war Polio in Australien vereinzelt aufgetreten, zu großen Epidemien kam es von den 1930er- bis in die 1950er-Jahre. Es war eine Zeit voller Angst und Bedrohung für die Eltern, Tausende Kinder lagen auf der Isolierstation, viele von ihnen angeschlossen an die eiserne Lunge.

Als Elizabeth Kenny 1911 mit der neuen, unheimlichen Krankheit konfrontiert war, wusste sie weder, worum es sich hierbei handelte noch wie die üblichen Therapien aussahen. Intuitiv legte sie warme Umschläge an, um die schmerzhaft verkrampfte Muskulatur zu

Oben: Fotografie von Elizabeth Kenny aus dem Jahr 1946.
Links: Elizabeth Kenny im Jahr 1951, während des Besuchs eines poliokranken Flugpiloten.

entspannen, führte dann vorsichtig Übungen durch, um die Muskeln neu zu aktivieren – mit Erfolg. Weitere Fälle folgten, bei denen sie ähnlich vorging. Erst jetzt erfuhr sie von einem befreundeten Arzt, dass ihre Methode im genauen Gegensatz zur konventionellen Therapie stand.

Im Ersten Weltkrieg meldete sich Elizabeth freiwillig als Pflegerin, arbeitete auf einem Krankentransportschiff, wurde 1917 offiziell als Krankenschwester anerkannt. 1918 erlitt sie einen Herzinfarkt, erholte sich in Deutschland und kehrte dann nach Australien zurück, wo sie ihre frühere Tätigkeit wieder aufnahm, ein kleines Krankenhaus in Townsville eröffnete und sich hier wieder vermehrt der Behandlung von Polio-Patienten zuwandte. Ihre Therapie beruhte dabei auf drei Pfeilern: Wärmeanwendungen durch feuchtwarme Umschläge, Entspannungsübungen und Massagen. Zudem ermutigte sie die Patienten, die betroffenen Gliedmaßen selbst nach und nach aktiv zu bewegen, mit dem Ziel, Schienen und Gehhilfen ablegen zu können. Denn diese Hilfen, die Deformationen verhindern sollten, führten fatalerweise zu einer Verkümmerung der Muskulatur – und waren ihrer Meinung nach dadurch langfristig kontraproduktiv.

Verdiente Anerkennung ihrer Arbeit

Die Vertreter der offiziellen Medizin, allen voran die konservative Ärzteschaft Australiens, begegneten Elizabeth über Jahrzehnte hinweg mit Spott und wandten sich vehement gegen ihre Behandlungsmethoden, bezeichneten die Ablehnung von Gipsschalen und Schienen gar als kriminell. Kenny jedoch verteidigte ihre Maßnahmen und unterzog hierbei die konventionellen Behandlungsmethoden einer rigorosen Kritik. 1937 veröffentlichte sie ein Buch über ihr Behandlungskonzept, das international die Aufmerksamkeit auf ihre Therapie lenkte. Von Eltern betroffener Kinder hatte sie eine Fahrkarte nach England erhalten, um den Medizinern dort ihre Methoden zu erläutern, doch auch sie ließen sich nicht überzeugen, zeigten sich entsetzt, als sie davon erfuhren, dass Kenny Schienen und Gips entfernen wollte. Wieder zurück in Australien, spitzte sich der Konflikt zu: Ein Komitee führender Ärzte aus Queensland hatte sich formiert, um die Methoden Kennys öffentlich zu missbilligen.

1940 dann reiste Elizabeth Kenny in die USA, um an der Mayo Clinic in Minnesota ihre Therapie vorzustellen. Ihre medizinischen Erklärungen für die Ursachen

der Erkrankung trafen auch hier auf Widerspruch, für die Behandlungspraxis jedoch setzten sich die amerikanischen Ärzte durchaus ein. Vor allem die Eltern betroffener Kinder verbanden mit dem neuen Therapieansatz, der die Symptome linderte und die Folgeschäden reduzierte, große Hoffnungen. In den Vierzigerjahren entstanden überall in den USA Kenny-Centres, außerdem wurde das Sister Kenny Institute in Minneapolis zur Schulung von Krankenschwestern und Krankengymnastinnen eröffnet. Endlich fand Elizabeth die verdiente Anerkennung, die in einem Lunch mit Präsident Franklin D. Roosevelt gipfelte. 1946 wurde gar der Hollywood-Film »Sister Kenny« über sie gedreht, der nicht ganz ohne Pathos ihren Kampf für die Humanität thematisiert.

Elizabeth Kenny starb 1952 im australischen Towoomba, wohin sie 1951 zurückkehrte. 1956 wurde die Polio-Impfung entwickelt, die – mit landesweiten Immunisierungskampagnen – die grausame Infektion erfolgreich einzudämmen vermochte.

PIONIERINNEN *Elizabeth Kenny*

Eunice Ingham
1889–1974 USA

»Als Verfasserin dieser Broschüre möchte ich mich bemühen, die verschiedenen Reflexe in den Füßen zu erklären, wie ich sie durch ein sorgfältiges Studium in meiner Praxis als Masseurin an Hunderten von Patienten, bei denen ich erstaunliche Resultate erzielte, entdeckt habe.« Mit diesen Worten begann die Amerikanerin Eunice D. Ingham, die Begründerin der Fußreflexzonenmassage, ihr 1938 erschienenes Buch »Geschichten, die die Füße erzählen«.

Dass sich an den Füßen definierte Zonen befinden, die mit ganz bestimmten Körperteilen und Organen in Verbindung stehen – diese Idee war in der westlichen Medizin ganz und gar neu. Warum diese Methode letztendlich so gut funktioniert, das wusste Eunice Ingham jedoch auch nicht so genau und plädierte daher für den Selbstversuch: »Ich bin nicht in der Lage, das Warum und Weshalb zu erklären, ich bitte Sie nur, diese Methode auszuprobieren.«

Wegbereiter ihrer Therapie war der amerikanische Hals-Nasen-Ohrenarzt Dr. William Fitzgerald (1872 bis 1942). Er wusste, dass die nordamerikanischen Indianer und die alten Ägypter Krankheiten über die Füße heilen konnten, kannte die in der chinesischen Medizin übliche Behandlung voneinander entfernt liegender Regionen im Körper, beispielsweise durch die Akupunktur. Darauf aufbauend, versuchte Fitzgerald, einen Zusammenhang zwischen einzelnen Regionen am Fuß und am restlichen Körper zu finden, und entwickelte eine eigene Theorie. Er teilte den menschlichen Körper in zehn Längszonen ein – »Body Zones« –, die vom Kopf bis zu den zehn Fingern bzw. bis zu den zehn Fußzehen reichen. Alle sich in einer Zone befindenden Körperteile und Organe standen seiner Meinung nach in einer engen Verbindung. Dr. Joe Shelby Riley, ein Mitarbeiter Fitzgeralds, entwickelte diese Zonentherapie weiter. In der Klinik von Riley und seiner Frau Elizabeth Ann arbeitete Eunice Ingham als Masseurin. Sie interessierte sich für die Theorie dieser neuen Therapie, verfolgte aufmerksam ihre praktische Anwendung. Während ihrer Arbeit im Massageraum konzentrierte sie sich nunmehr auf die Füße der Patienten. Sie projizierte maßstabsgetreu verkleinert die zehn Längszonen

Eunice Ingham und ihr Mann zeigen die beste Position zur Anwendung der Reflexologie-Methode an den Füßen.

von Fitzgerald auf die Füße, ordnete so die Organe des Körpers den entsprechenden Regionen auf der Fußsohle zu.

Bemerkenswerte Ergebnisse

Mit dieser »Landkarte« im Kopf testete Eunice, welche Reaktion sie mit dem Druck auf ganz bestimmte Bereiche am Fuß auslöste. Die Ergebnisse waren frappierend: Die postulierten Organzonen waren besonders druckempfindlich, wenn bekanntermaßen eine Erkrankung oder Schwäche des jeweiligen Organs vorlag. Selbst wenn sie nur mit normalem Druck massierte, zuckten die Patienten zusammen und schrien auf, spürten den Druck, als seien es stechende Nadeln und scharfe Messer. Und Eunice ertastete tatsächlich genau in diesen Bereichen gewisse kristalline Ablagerungen. Die vorsichtige Massage der schmerzhaften Regionen aber – und das war der eigentliche Erfolg – schien einen günstigen Effekt auf die zugehörigen Körperteile oder Organe zu haben. Massierte sie die Zehen, so verschwanden Kopfschmerzen, behandelte sie die Zehenballen, besserten sich Beschwerden an der Lunge.

Die Fußmassage also erwies sich als eine geniale Methode mit doppeltem Effekt: Zum einen konnte Eunice bei besonders empfindlichen Reflexzonen unerkannte Beschwerden diagnostizieren, zum anderen körperliche Beschwerden behandeln, indem sie den entsprechenden Bereich am Fuß massierte, »so, als wolle man mit dem Daumen Zuckerkristalle in der Hand zerreiben.« Dass dies funktionierte, lag ihrer Meinung daran, dass gewisse Nervenverbindungen zwischen Fuß und entsprechendem Organ durch diese Ablagerungen in ihren Endigungen verstopft seien. »Indem wir massieren und so diesen ›Kristall‹ aufzulösen beginnen, geben wir der Natur die Gelegenheit, diese unnütze Materie hinwegzutragen.«

Ihre Methode fand viele Anhänger

Eunice sammelte im Laufe der Zeit mehr und mehr Erfahrungen – und erzielte bald erstaunliche Behandlungserfolge. Die Patientenbeispiele, aber auch Eunices' theoretische Überlegungen zur Therapie, die Aufteilung der Zonen und die Technik der Massage beschrieb sie schließlich in ihrem Buch, dem bald ein zweites folgen sollte. Die Titel wurden schnell populär, denn die engagierte Masseurin, die die nächsten dreißig Jahre ihres Lebens der Verbreitung ihrer Methode widmete, stellte bei ihren Vorträgen und Lesungen nicht nur das Behandlungskonzept, sondern auch gleich die »Landkarte« der Füße und den von ihr entwickelten Massagegriff vor, behandelte zudem im Anschluss an ihre Veranstaltungen vor Ort. Die Methode fand bald sehr viele Anhänger, da sie auch von Laien zur Behandlung leichterer Beschwerden leicht zu erlernen war und keine Kosten verursachte.

Bis heute hat die Reflexzonenmassage nicht an Beliebtheit eingebüßt. In den USA wird das International Institute of Reflexology mittlerweile von dem Neffen Eunice Inghams geleitet, in Deutschland wurde die Massage von der Krankengymnastin Hanne Marquardt zu einer professionellen Therapie weiterentwickelt, deren Wirkung in zahlreichen Studien belegt ist – auch wenn bis heute der Wirkmechanismus dafür letztlich ein Geheimnis bleibt.

Ingham ordnete die Organe des Körpers den entsprechenden Regionen auf der Fußsohle zu.

Oben links: »Antike Sandale«; oben rechts: »Moderner Hackenschuh, wie er nicht sein soll«; unten links: »Gebräuchliche moderne Sandale«; unten rechts: »Flechtschuhe«, 1911.

Anna Freud
1895–1982 ÖSTERREICH/ENGLAND

Den Namen Anna Freud verbindet man zunächst einmal mit dem ihres Vaters Sigmund Freund, des Begründers der Psychoanalyse – nicht zuletzt deswegen, weil Anna ihrem Vater besonders nahe stand. Sie lernte von ihm die Techniken der Psychoanalyse, assistierte ihm, vertrat ihn, gab seine Gesammelten Werke« heraus; bis zu Sigmund Freuds Tod im Jahre 1939 wohnte Anna mit ihren Eltern unter einem Dach, war dem Vater auch in den langen Jahren seiner Krebserkrankung eine Stütze. Doch auch Anna selbst gab der medizinischen Wis-

Sigmund Freud und seine Tochter Anna in Wien, um 1937.

senschaft wichtige Impulse: Durch ihre Arbeit mit Kindern, das intensive Beobachten ihres Verhaltens konnte sie die psychologischen Entwicklungstheorien maßgeblich beeinflussen, war zudem eine der Pionierinnen der Kinderpsychoanalyse: »Den größten Teil meines Lebens habe ich damit verbracht, zu versuchen, Kinder zu verstehen.«

Als sechstes und jüngstes Kind wurde Anna Freud 1895 in der Berggasse 19 in Wien geboren, einer Adresse, die für die nächsten 43 Jahre ihre Heimat sein sollte. Der aus Freiberg (heute Tschechien) stammende jüdische Mediziner Sigmund Freud war Privatdozent für Neuropathologie und niedergelassener Arzt. Zur Zeit von Annas Geburt arbeitete er bereits an der »Traumdeutung«, seinem bahnbrechenden Werk, in welchem er die Grundlagen der Psychoanalyse entwickelte. Es wurde vier Jahre später veröffentlicht. Anna, so eine Biografin, verwies später gerne darauf, dass sie und die Psychoanalyse im gleichen Jahr geboren seien, gleich Zwillingen, die zunächst um die Gunst des Vaters buhlten, sich dann später versöhnten – und ergänzten.

Engste Vertraute Sigmund Freuds

Anna besuchte die Volksschule und eine Privatschule, legte 1911 die Matura mit ausgezeichneten Noten ab, reiste viel, ließ sich zur Lehrerin ausbilden und arbeitete von ihrem 20. bis 25. Lebensjahr in diesem Beruf; die Arbeit entsprach ihrer großen pädagogischen Begabung. Daneben führte ihr Interesse an der Psychoanalyse – bereits mit 15 Jahren hatte sie begonnen, die Schriften ihres Vaters zu lesen – sie als Gasthörerin in die Vorlesungen Freuds. Sie begleitete ihn 1920 zum Internationalen Psychoanalytischen Kongress in Den Haag und nahm an den Sitzungen der »Wiener Psychoanalytischen Vereinigung« teil, einer Gruppe interessierter Kollegen, die sich wöchentlich in Freuds Wohnung traf. Von 1918 bis 1921, dann wieder ab 1924, führte Sigmund Freud die Lehranalyse bei Anna durch. 1920 gab Anna den Lehrerberuf endgültig auf und entschied sich für die Psychoanalyse als neues Lern- und Betätigungsfeld. Eine tragische Zäsur in diesem Jahr war zudem der plötzliche Tod ihrer Schwester Sophie an der spanischen Grippe.

Nachdem Anna über Jahre den Treffen der »Wiener Psychoanalytischen Vereinigung« nur als Zuhörerin bei-

Anna Freud, Fotografie, Berlin, 1928.

gewohnt hatte, ergriff sie 1922 zum ersten Mal das Wort. Sie hielt einen Vortrag über »Schlagephantasie und Tagtraum« und wurde als Mitglied in die Vereinigung aufgenommen. Ein Jahr später eröffnete sie, ebenfalls in der Berggasse 19, eine eigene Praxis und begann hier vor allem mit Kindern zu arbeiten, verband auf diese Weise ihr Interesse an der Pädagogik und der Psychoanalyse. Sigmund Freud hatte mit der Psychoanalyse eine Methode zur Behandlung neurotischer Störungen entwickelt, die darauf abzielte, unbewusste psychologische und verdrängte Inhalte aufzudecken. Hierbei überlässt sich der Klient, auf einer Couch liegend, der freien Assoziation. So werden die unbewussten Konflikte dem Bewusstsein zugänglich und können behandelt werden. Diese Methode der Analyse jedoch war nicht ohne Weiteres auf Kinder übertragbar. »Die spezielle Technik der Kinderanalyse, soweit sie überhaupt speziell ist, lässt sich aus einem sehr einfachen Satz ableiten: dass der Erwachsene – wenigstens weitgehend – ein reifes und unabhängiges Wesen ist, das Kind ein unreifes und unselbständiges«, schrieb Anna Freud und erläuterte an anderer Stelle, dass Kinder gegenüber den Erwachsenen »widerwillige« Patienten seien, die nicht aus eigenem Antrieb in die Analyse kämen, sie lebten im Augenblick – und nähmen daher die in der Analyse aufkommenden Gefühle viel stärker wahr, sie drückten ihre Gefühle nicht im Reden, sondern im Agieren aus, sie empfänden die Analyse leicht als Gefahr, hätten den Wunsch, die Vergangenheit hinter sich zu lassen, und trügen schließlich ihre inneren Kämpfe in der Form von Kämpfen mit der Außenwelt aus. All dies müsse in der therapeutischen Arbeit berücksichtigt werden.

1927 schrieb Anna Freud die »Einführung in die Technik der Kinderanalyse«, 1930 dann die »Einführung in die Psychoanalyse für Pädagogen«. 1932 arbeitete sie in der Erziehungsberatungsstelle des Wiener Ambulato-

Alice Ricciardi-von Platen 1910–2008 Deutschland/Italien

Alice Ricciardi von Platen, damals Alice Gräfin von Platen-Hallermund, musste als junge Ärztin und Psychiaterin in Österreich hilflos zusehen, wie ihre Patienten im Rahmen des Euthanasie-Programms der Nationalsozialisten getötet wurden. 1946 nahm sie als Mitglied einer kleinen Beobachter-Kommission unter Leitung von Alexander Mitscherlich am Nürnberger Ärzteprozess u.a. gegen Ärzte und Beamte teil, die im »Dritten Reich« am Euthanasie-Programm beteiligt waren. 1948 veröffentlichte sie einen Bericht über »Die Tötung Geisteskranker in Deutschland«, der jedoch nicht verbreitet wurde und keinerlei öffentliches Interesse fand. Erst ein von Klaus Dörner 1993 veranlasster Nachdruck machte die Schrift der Öffentlichkeit zugänglich. Alice von Platen lebte in den Fünfziger- und frühen Sechzigerjahren in London, wo sie sich zur Psychoanalytikerin und Gruppenanalytikerin ausbilden ließ, dann ab 1967 mit ihrem Mann in Rom und Cortona. Sie war die erste Gruppenanalytikerin Italiens.

Sigmund und Anna Freud in Berlin. Sie wurde zur engsten Vertrauten ihres Vaters.

riums mit und schrieb vier Jahre später »Das Ich und die Abwehrmechanismen«. Neben ihrer erfolgreichen Praxis organisierte sie Konferenzen und hielt Seminare, war von 1927 bis 1935 die Generalsekretärin der »Internationalen Psychoanalytischen Vereinigung« und gründete 1937 zusammen mit Dorothy Tiffany-Burlingham die Jackson Nursery, einen Kindergarten für Kinder aus sozial schwachen Familien. In dieser von der Amerikanerin Edith Jackson geförderten Einrichtung konnte sie kindliches Verhalten beobachten. Mit Dorothy Tiffany-Burlingham, einer amerikanischen Bewunderin Freuds, die seit 1928 mit ihren vier Kindern ebenfalls in einer Wohnung in der Berggasse lebte, verband Anna eine außergewöhnlich enge, lebenslange Freundschaft. Eine weitere wichtige Freundin war die über dreißig Jahre ältere Schriftstellerin Lou Andreas-Salomé, Freundin von Friedrich Nietzsche und Rainer Maria Rilke, die ebenfalls von Freud zur Psychoanalytikerin ausgebildet worden war und bei ihm die Lehranalyse absolviert hatte.

1923, im selben Jahr, in dem Anna ihre Praxis eröffnete, wurde bei Sigmund Freud Kieferkrebs diagnostiziert. Der ersten Operation in diesem Jahr folgten über dreißig weitere. Die Entfernung eines Teils des rechten Oberkiefers machte das Tragen einer Prothese notwendig. Anna wurde von nun an zur engsten Vertrauten des Vaters, der bis kurz vor seinem Tod arbeitete.

Die Psychoanalytikerin Anna Freud wird am 26. Mai 1972 mit der Ehrendoktorwürde der Universität Wien ausgezeichnet.

Im März des Jahres 1938 marschierten die deutschen Truppen in Österreich ein. Obwohl Freuds Bücher schon 1933 von den Nationalsozialisten verbrannt worden waren und von einst 120 Psychoanalytikern nur noch vier in Wien geblieben waren, hatte Freud die von Hitlerdeutschland ausgehende Gefahr unterschätzt. Erst nachdem die Gestapo Anna verhaftet und verhört hatte, entschloss er sich nach ihrer Rückkehr umgehend zur Emigration nach London. Dies gelang, dank der Unterstützung prominenter Freunde und der Zahlung einer umfangreichen »Reichsfluchtsteuer«. Vier seiner Schwestern blieben zurück, wurden von den Nazis deportiert und in deutschen Konzentrationslagern ermordet.

Nur ein Jahr später, im September 1939, starb Sigmund Freud in London. In den folgenden Jahren kümmerte sich Anna Freud um die Herausgabe seiner »Gesammelten Werke«. Ihre Arbeit mit Kindern setzte sie fort, wobei der Krieg Auslöser für wesentliche Aspekte ihrer Untersuchungen wurde: 1942 veröffentlichte sie die Schriften »Kriegskinder« sowie »Anstaltskinder«. Gemeinsam mit der Kinderärztin Josephine Stross und Dorothy Burlingham, die mit ihrer Familie ebenfalls nach London umgesiedelt war, gründete sie die »Hamstead Nurseries«, ein Heim für kriegstraumatisierte Kinder und Kriegswaisen. Nach dem Krieg betreute sie Kinder, die aus dem Konzentrationslager Theresienstadt kamen, dort ihre Eltern verloren hatten und unter extremsten Bedingungen als Waisen leben mussten. 1947 begann sie gemeinsam mit Kate Friedländer die Ausbildung von Kinderanalytikern in den Hampstead Child Therapy Courses, gliederte 1952 eine Kinderklinik an. In diesen Institutionen lebte Anna Freud mit Mitarbeitern und zahlreichen Kindern wie in einer großen Familie.

Anna Freud beschäftigte sich ihr Leben lang mit der Entwicklung von Kindern, 1974 äußerte sie rückblickend: »Die Anwendung psychoanalytischen Wissens auf die Kindererziehung ist eine mehr oder weniger anerkannte Tatsache geworden und hat in vielfacher Verkleidung ihren Eingang in die Lehrpläne der Kindergärtnerinnen und Sozialarbeiter gefunden. ... die langsamen und mühevollen Entwicklungsschritte, die Kinder auf ihrem Weg zur Reife und zur Anpassung an eine zivilisierte Gemeinschaft zurückzulegen haben, werden heute allgemein gewürdigt, so daß Kinder mit Hilfe und Sympathie rechnen können, wo sie früher auf Kritik und Verurteilung stießen.«

Zahlreiche Ehrendoktortitel

Durch ihre umfangreiche Tätigkeit errang Anna Freud, auch wenn sie aufgrund eines fehlenden Studiums von einigen psychoanalytisch ausgebildeten Medizinern als »Laienanalytikerin« betrachtet worden war, einen internationalen Ruf als hervorragende Psychoanalytikerin, weilte zu Vortragsreisen in Amerika und erhielt zahlreiche Ehrendoktortitel, so unter anderem von den Universitäten Wien (1972) und Harvard (1980). Dreiunddreißig Jahre nach ihrer Flucht betrat sie erstmalig wieder österreichischen Boden, wo sie sich in Wien auch um die Einrichtung des Freud-Museums kümmerte.

Im Jahr 1982 starb Anna Freud in London an den Folgen eines Schlaganfalls. Das Haus in Maresfield Garden, London, in dem sie über vierzig Jahre lang gelebt hatte, wurde 1986 zu einem Museum und ist heute als Anna-Freud-Centre eine Bildungseinrichtung.

Martha Freud
1861–1951 ÖSTERREICH/ENGLAND

Weitaus weniger Beachtung in der Öffentlichkeit als Anna Freud fand ihre Mutter, Martha Freud, geb. Bernays. Sie war die Frau, die Sigmund Freud den notwendigen Freiraum für seine umfangreichen Arbeiten schaffte, die ihm sechs Kinder gebar und dem Oberhaupt der Familie »die Misere des Alltags« fernhielt. Ihr Beitrag zur Entwicklung der Psychoanalyse kann damit nicht hoch genug eingeschätzt werden. »Frau Freud verstand es, allen im Haus – Kindern, Familie, Gästen, Dienstboten – so viel Liebe, Bewunderung und Respekt für den großen Mann, der ihr Ehemann war, abzuverlangen, dass sie mit Freude ihre Lebensumstände Freuds Arbeit und Wohlergehen unterwarfen«, erinnerte sich die spätere Schwiegertochter Ernestine Drucker. Martha Freud habe gerne ein Sprichwort zitiert, nachdem die beste Ehefrau diejenige sei, über die man am wenigsten sage.

Martha Bernays stammte aus einer Hamburger orthodoxen jüdischen Familie. Sigmund Freud sah die Ausübung der jüdischen Religion bei seiner Frau ungern, sodass sie für die vielen gemeinsamen Ehejahre das Feiern des Sabbats einstellte, dann jedoch, nach seinem Tod, die Rituale ihrer Religion wieder aufnahm.

»Meine Mutter hat an meinen Vater geglaubt, nicht an die Psychoanalyse«

Der Vater Marthas war früh gestorben, die Familie mittellos, und so erhoffte sich ihre Mutter als Schwiegersohn einen jungen Mann aus gutem Hause, mit festem

Margarete Mitscherlich ★1917 Deutschland

Margarete Mitscherlich-Nielsen, geb. Nielsen, Ärztin und Psychoanalytikerin, studierte Medizin und Literatur in München und Heidelberg. 1955 heiratete sie Alexander Mitscherlich (1908–1982) und arbeitete ab 1959 gemeinsam mit ihm im Sigmund-Freud-Institut Frankfurt am Main, zu dessen Gründern beide gehörten. 1967 veröffentlichten Alexander und Margarete Mitscherlich das viel beachtete Buch »Die Unfähigkeit zu trauern«, in dem sie den Umgang der Deutschen mit der NS-Vergangenheit thematisieren, auf die kollektive Abwehr von Schuld und Mitschuld an den Nazi-Verbrechen verweisen und Trauer um die Opfer sowie die Auseinandersetzung mit der Geschichte einfordern. Margarete Mitscherlich, eine erklärte Feministin, setzt sich seit Jahrzehnten für die Gleichberechtigung der Frau ein, u.a. in ihren Büchern »Die friedfertige Frau« (1985) und »Über die Mühsal der Emanzipation« (1990).

Sigmund Freuds Arbeitszimmer mit der analytischen Couch, die er von Österreich nach England bringen ließ.

jüdischem Glauben. Stattdessen verliebte sich Martha in einen schlecht bezahlten Wissenschaftler, der in Wien am Psychologischen Institut forschte. Auch von Seiten Sigmund Freuds, der an Martha vor allem ihre innere Ausgeglichenheit geschätzt haben soll, waren die Gefühle aufrichtig und tief, wenngleich er in der langen Verlobungszeit von vier Jahren sehr schnell zum Ausdruck brachte, wie er sich die zukünftige Ehe vorstellte: »Wir dürfen ziemlich einig darin sein, dass das Zusammenhalten des Haushaltes und die Pflege der Kinder einen ganzen Menschen erfordert und fast jeden Erwerb ausschließt, auch dann, wenn vereinfachte Bedingungen … der Frau [viele Arbeiten] abnehmen.« Sein Glück war, dass Martha sich in dieses Bild der treu sorgenden Gattin einfügte, dass sie verständnisvoll und ihm zugewandt war, sich selbst völlig zurücknahm und von Freud, der sich ganz der Arbeit widmete, keine Aufmerksamkeit erwartete. Vor allem aber zeigte sie, wie so viele Ehefrauen großer Männer, Freud gegenüber uneingeschränkte Loyalität – auch in den ersten Ehejahren, als Freud noch nicht berühmt, die wirtschaftliche Situation schwierig und keinesfalls absehbar war, welche Früchte seine wissenschaftliche Tätigkeit haben würde. Und auch die Themen, mit denen sich ihr Mann zunehmend beschäftigte, seine Erforschung von Trieben, Sexualität, seine Auseinandersetzung mit Perversion, Masturbation, sexuellen Fantasien dürften Martha wahrscheinlich eher befremdlich gewesen sein. Sie liebte ihn, bewunderte ihn, hielt zu ihm. »Meine Mutter hat an meinen Vater geglaubt, nicht an die Psychoanalyse«, erinnerte sich Anna Freud. Die anfangs zwischen den Eheleuten geführten Gespräche über Freuds Arbeit ließen mit den Jahren nach, zu Freuds intellektuellen Gefährtinnen wurden zunehmend Lou Andreas-Salomé, und Minna Bernays, die Schwester Marthas, die bald ins Haus Freud zog und in engem Anschluss mit dem Ehepaar Freud lebte, später dann die Tochter Anna. Martha Freud widmete sich mit Einsatz und Hingabe dem Wohl des Gatten, genoss die ihm entgegengebrachte Anerkennung und leistete so auf ihre Art einen Beitrag zur Psychoanalyse – den der Biograf Jones recht treffend mit dem Satz beschrieb: »Sie besaß eine voll entwickelte, ausgeglichene Persönlichkeit, die das höchste Kompliment des Psychoanalytikers verdiente; sie war normal.«

Martha und Sigmund Freud in Wien anlässlich ihrer Silberhochzeit, 1911.

Trudi Schoop
1903–1999 SCHWEIZ/USA

„Won't You Join the Dance?"«, fragt Trudi Schoop im Titel ihres 1974 erschienenen Buches, in dem sie über ihre Arbeit mit psychotischen Menschen schreibt – und drückt damit in knappen Worten ihr Programm aus: Tanzen, gemeinsam tanzen, andere zum Tanzen zu motivieren, um in diesem Tanz Ausdrucksmöglichkeiten und einen neuen Zugang zum eigenen Körper zu finden. Sie selbst tanzte für ihr Leben gerne, bereits als kleines Kind, auf der Bühne – und viel später dann, was zuvor noch nie jemand getan hatte, mit psychisch schwerkranken Menschen, die bis dahin eher Zwangsjacken und Elektroschocks kannten. Ohne dass jemand sie gefragt hatte, sprach Trudi Schoop in der, wie sie sagte, »schlimmsten Irrenanstalt« in Kalifornien vor, in gebrochenem Englisch. Einer der Ärzte hatte sie vor Jahren auf der Bühne gesehen, überzeugte seine Kollegen und sagte: »Ja, die brauchen wir.« Ein Glücksfall.

Noch nie zuvor hatte Trudi mit Kranken, geschweige denn mit psychisch kranken Menschen, getanzt und war nun, in ihren ersten Stunden, mit einer Gruppe chronisch schizophrener Patienten konfrontiert. Zunächst klappte nichts so, wie sie es sich vorgestellt hatte. Dann aber, langsam und behutsam, entwickelte Trudi einen Zugang zu den Patienten, eröffnete ihnen Wege, mithilfe des kreativen Tanzes einen Ausdruck ihrer Gefühle zu finden: »Wenn die Not eines Menschen auf solche Weise körperlich wird und so durch den Körper zum Ausdruck kommt, hat die Improvisation ihren hauptsächlichsten Zweck erfüllt.« Und weiter: »Der Betreffende gestaltet seine Gefühle, indem er sich einen Rahmen schafft, Bewegungen wählt, ihnen einen bestimmten Rhythmus, eine Spannung verleiht und so die Oberhand über seine Gefühle gewinnt, die ihn bis jetzt in ihrer Gewalt hatten.«

Pionierin der Tanztherapie

In den tänzerischen Improvisationen ging Trudi auf Träume und Bilder der Patienten ein und erlebte hierbei sehr berührende Szenen. So mit einer Frau, die ihr weinend erzählte, sie bekäme immer wieder Elektroschockbehandlungen, wenn sie gegenüber dem Personal äußere, sie ginge zu ihren Freunden auf die Venus. Trudi ermutigte diese Frau, mehr zu erzählen von diesen Reisen. Das tat sie, schilderte die Venus als einen Ort, wo alles wunderschön sei, wo man zusammen tanze, auf goldenen Pferden säße und aus goldenen Bechern tränke. Der Pianist begann zu spielen, und alle im Raum begannen zu tanzen, in Gedanken auf dem fernen Planeten: »Sie haben einen Reigen getanzt von einer Schönheit, wie ich sie nie mehr in meinem Leben gesehen habe. Alle diese krumpeligen Menschen mit hochgezogenen Schultern, mit steifen Beinen haben angefangen zu tanzen, haben sich verbeugt, einer vor dem anderen und sind leicht geworden. Das zu sehen

Oben: Werbung für einen Auftritt von Trudi Schoop und ihrer Tanzgruppe.

war für mich ein so tiefes Erlebnis, dass ich allen Menschen wünschen möchte, sie könnten einmal so in die Phantasie gehen.«

Die Pionierin der Tanztherapie für chronisch psychotische Menschen, Gertrude Schoop, kam ursprünglich aus Zürich in der Schweiz und wuchs in einem freien, kreativen Elternhaus auf. Ihre Geschwister ergriffen ebenfalls künstlerische Berufe. Schon als Kind hatte sich Trudi gerne zurückgezogen, um sich, wie sie sagte, ihre Ängste aus dem Leib zu tanzen. Autodidaktisch entwickelte sie einen eigenen Tanzstil und Choreografien, entwarf Kostüme und trat siebzehnjährig zum ersten Mal öffentlich mit ihrem Programm auf. Es war ein voller Erfolg. Sie nahm nun auch Tanzunterricht und entwickelte einen Stil, der als »comic dance« beschrieben wurde, sie selbst als weiblicher Charlie Chaplin. Sie tanzte vor ausverkauften Häusern und schaffte 1932 beim »Grand Concours International du Choreographie« den internationalen Durchbruch. Wieder in der Schweiz, wurde sie von nun an vom Zürcher Stadttheater finanziell unterstützt und baute eine eigene Company von zwanzig Tänzern, Akrobaten und Pianisten auf, mit der sie in den folgenden zwei Jahrzehnten durch die Welt tourte.

Der Zweite Weltkrieg bereitete all dem ein Ende. Zahlreiche Mitglieder der Tanztruppe waren Juden. In Berlin wurden die Auftritte der Company verboten, und man riet ihr, sich Tänzer zu suchen, die so aussahen wie sie selbst, blond und blauäugig. Die Truppe löste sich auf, Trudi selbst schloss sich dem Schweizer Kabarettensemble »Cornichon« an. Hier tanzte sie, vor den Augen des deutschen Konsuls, Hitler als sterbenden Schwan – »in schwarzem Tütü, mit SS-Mütze; auf den Spitzen stehend mit meinen Schwanenflügeln den Hitlergruß, immer wieder, bis dieser makabre Vogel tot zusammenbrach. Das Publikum tobte.« Am nächsten Tag war die Aufführung verboten.

Einige Jahre nach Kriegsende erreichte Trudi Schoop während einer Tournee in den USA die Nachricht vom Tod ihres Mannes Hans Wickihalder, den sie 1929 geheiratet hatte und der sie künstlerisch immer unterstützt hatte. Trudi beendete ihre Karriere als Bühnentänzerin und zog zu ihrer Schwester nach Kalifornien. Von nun an setzte sie ihre Fähigkeiten in der Psychiatrie ein, von der festen Überzeugung getragen, dass alle Menschen eine künstlerische Begabung in sich tragen, eine Gestaltungskraft, die es zu leben gilt.

Trudi Schoop mit ihrer Schwester Hedi, ebenfalls Tänzerin, 1929.

Ausblick

Wir alle brauchen Vorbilder

Fast fünfzig Frauen wurden in diesem Buch vorgestellt. Die Auswahl dafür zu treffen war eines der Hauptprobleme bei den Vorarbeiten für diese Publikation, denn in der Vergangenheit gab es Hunderte Heilerinnen, Ärztinnen, Wissenschaftlerinnen und andere Angehörige heilender Berufe, die ebenfalls Außergewöhnliches geleistet haben. Sie trotz Kenntnis ihrer Lebensleistung nicht erwähnen zu können fiel schwer. Ausschlaggebendes Merkmal für die Aufnahme in diesen Band waren dann das außergewöhnliche Engagement, die besondere Charakterstärke und der große Pioniergeist, der die hier vorgestellten Frauen kennzeichnet und der sie zu Vorbildern für Frauen von heute macht.

Ohne Zweifel hat sich zu Beginn des 21. Jahrhunderts das Blatt für die Frauen in der Heilkunde längst gewendet. Sechzig Prozent der Medizinstudenten sind Frauen; sowohl in der Krankenpflege als auch in der Geburtshilfe gibt es mittlerweile akademische Bachelor-Abschlüsse. Zwar ist der weibliche Anteil in leitenden Positionen noch viel zu gering, doch gibt es mehr und mehr Einrichtungen, in denen Frauen anderen Frauen dabei helfen, im Berufsleben Fuß zu fassen, sich weiterzuentwickeln, die eigenen Rechte zu kennen, die eigenen Forderungen zu vertreten, die eigenen Ziele zu erreichen.

Dennoch bedeuten die im Vergleich zum 19. und frühen 20. Jahrhundert verbesserten Bedingungen nicht, dass der Weg zur Gleichberechtigung heute ohne eigenen Einsatz beschritten werden kann. Auch im zweiten Jahrzehnt unseres Jahrtausends läuft nichts von alleine. Und so können uns die hier vorgestellten Frauen noch immer Vorbild sein. Sie zeigen, dass selbst widrigsten Umständen und großen Schwierigkeiten mit einer Mischung aus persönlichem Engagement, Eintre-

ten für die eigenen Interessen und Beharrlichkeit begegnet werden kann, dass es erforderlich ist, aktiv zu werden. Hätte Elizabeth Blackwell nicht alle nordamerikanischen Colleges für Medizin angeschrieben, sie hätte keinen Studienplatz erhalten. Wäre Henriette Hirschfeld-Tiburtius nicht auf eigene Faust nach Philadelphia gereist und hätte vor Ort ihr Anliegen vorgetragen, eine schriftliche Absage wäre ihr sicher gewesen. Wäre Elsa Brändström nicht selbst nach Sibirien gereist und hätte den Lagerkommandanten aufgefordert, ja gezwungen, sich mit eigenen Augen von den katastrophalen Verhältnissen im Gefangenenlager zu überzeugen, es wäre auch hier alles beim Alten geblieben. Hätte Trudi Schoop nicht den Sprung ins kalte Wasser gewagt und bei der Leitung der psychiatrischen Anstalt vorgesprochen, es gäbe diese Form der Tanztherapie für psychisch kranke Menschen heute nicht. Es ist das Handeln, das zu Veränderungen führt. Wer verändern will, wer etwas erreichen will, darf sich nicht entmutigen lassen – muss aufstehen, den ersten Schritt wagen, losgehen, muss seine Anliegen vortragen, das Gespräch suchen, kommunizieren.

Traumatisierte Frauen begleiten

Das taten viele Frauen in der Vergangenheit – und das tun auch viele Frauen in der Gegenwart. Auch heute gibt es zahlreiche außergewöhnliche Frauen, die sich tatkräftig für die Belange in der Medizin einsetzen. Und so möchte ich an dieser Stelle den Blick auf zwei Frauen richten, die sich beide für die Gesellschaft engagieren, die beide das Streben nach Gesundheit auch als politische Frage verstehen – und die dennoch unterschiedlicher nicht sein könnten.

Monika Hauser, geboren 1959 in der Schweiz, italienische Staatsbürgerin, ist Fachärztin für Gynäkologie. Seit ihrer frühen Jugend beschäftigt sie das Unrecht auf der Welt, die Gewalt, die Menschen auch heute noch erfahren müssen. Sie ging in einen Kibbuz nach Israel, lernte dort Überlebende des Holocaust kennen, arbeitete als Medizinstudentin in Sri Lanka. Als sie Ende 1992 von den Massenvergewaltigungen während des Balkankriegs hörte, fuhr sie auf eigene Faust nach Bosnien, um dort zu helfen. Im beharrlichen Kampf gegen bürokratische und politische Hindernisse gelang es ihr, in der bosnischen Stadt Zenica ein Frauentherapiezentrum zu

Die Ärztin Monika Hauser 2008 in ihrem Kölner Büro. Für ihren Einsatz für vergewaltigte Frauen in Kriegsgebieten erhielt sie im gleichen Jahr den Alternativen Nobelpreis.

eröffnen. Unterstützt von ihrem späteren Mann und einigen Mitstreiterinnen, sammelte sie in Deutschland Spendengelder und Sachspenden für den Verein Medica Zenica, aus dem 1995 medica mondiale e.V. hervorging, dessen Aufgabe es ist, traumatisierte Frauen in Krisengebieten ärztlich und psychologisch zu begleiten.

Heute ist medica mondiale e.V. ein international agierender, großer Verein, der Projekte in Albanien, Afghanistan, Bosnien-Herzegowina, Kongo, Israel, im Kosovo, Liberia, Ruanda und Uganda unterstützt. Zu den hundert Mitarbeiterinnen und Mitarbeitern vor Ort, in der Regel einheimische Ärztinnen, Therapeutinnen, Rechtsanwältinnen, Sozialarbeiterinnen, kommen vierzig Mitarbeiterinnen in der Kölner Zentrale hinzu, die bei Organisation und Projektdurchführung beraten, die Finanzierung überprüfen und hierzulande über die Situation von Frauen in Kriegs- und Krisengebieten informieren.

Monika Hauser vertritt medica mondiale nach außen. Öffentlich prangert sie die Missstände an, weist auf den systematischen Zusammenhang von Krieg und sexualisierter Gewalt hin, solidarisiert sich mit den Opfern, fordert die Anerkennung dieser Vergewaltigungen und Strafen für die Täter. Die engagierte Frauenärztin, die zahlreiche Auszeichnungen erhielt, ist eine der tausend Frauen, die 2005 von der Initiative Friedensfrauen weltweit (Peace Women Across the Globe) für den Friedensnobelpreis nominiert wurden. Im November 2007 erhielt sie den lib'elle-Preis (liberales forum für frauen) Düsseldorf als »mutige Kämpferin für geschädigte und benachteiligte Frauen«, 2008 dann den Right Livelihood Award (Alternativen Nobelpreis) »für ihren unermüdlichen Einsatz für Frauen, die in Krisenregionen schrecklichste sexualisierte Gewalt erfahren haben, und für ihren Kampf, ihnen gesellschaftliche Anerkennung und Entschädigung zu verschaffen«.

Wissenschaft und Forschung zu Naturheilkunde und Homöopathie

Dr. med. Veronica Carstens die »Grande Dame der Naturheilkunde«, kenne ich seit meiner Kindheit, sie hat meinen Lebensweg entscheidend geprägt; durch sie fand ich zur Naturheilkunde. Veronica Carstens wurde 1923 in Bielefeld geboren und setzt sich seit fast dreißig Jahren aktiv für die Anerkennung der Komplementärmedizin ein. Ganz bewusst nutzte sie dazu ihre prominente politische Position – Prof. Karl Carstens war von 1979 bis 1984 Bundespräsident –, fest davon überzeugt, dass jeder Bürger die ihm gegebenen Möglichkeiten der politischen Arbeit nutzen sollte. Ein konservatives Rollenverständnis selbstverständlich akzeptierend, stärkte die gläubige Christin in erster Linie ihrem Mann während seiner Karriere den Rücken. Gleichzeitig setzte sich Veronica Carstens in Gesprächen mit Politikern, unzähligen Petitionen und Korrespondenzen und bei Hunderten von Vorträgen für die Anerkennung der

Naturheilkunde ein. Immer bewahrte die stets freundliche und eher zurückhaltende Ärztin die Haltung, selbst wenn sie – wie dies gerade in den 1980er-Jahren nicht selten vorkam – von ideologischen Gegnern öffentlich auf das Schärfste angegriffen wurde. »Wäre ich nicht so prominent gewesen, man hätte mich wahrscheinlich ins Gefängnis gesteckt. Das war mein Schutz«, so Veronica Carstens später. Dass heute Studenten im Medizinstudium die Komplementärmedizin kennenlernen, geht ebenso auf sie zurück wie die großen Bevölkerungsumfragen, die Einrichtungen von Arzneimittelkommissionen für »besondere Therapieverfahren«, die Erstattung komplementärmedizinischer Verfahren durch die Krankenkassen.

Im Jahre 1981 gründete Veronica Carstens, angeregt von ihrem Mann, eine Stiftung, die es sich zur Aufgabe machte, Naturheilkunde und Homöopathie wissenschaftlich zu erforschen, um die Integration in Schulmedizin, Studium und Lehre zu erleichtern. Ihre Vision war, dass Ärzte und Ärztinnen beides beherrschen – konventionelle wie »alternative« Medizin –, um im Einzelfall entscheiden zu können, welches Vorgehen am besten hilft. Dank der Popularität und dem unermüdlichen Einsatz von Veronica Carstens bildete sich nur

Die Ärztin Veronica Carstens gründete 1981 gemeinsam mit ihrem Mann Karl Carstens, zu dieser Zeit Bundespräsident der Bundesrepublik Deutschland, eine Stiftung zur Förderung der wissenschaftlichen Durchdringung von Naturheilkunde und Homöopathie sowie des wissenschaftlichen und ärztlichen Nachwuchses mit dem Ziel der Integration der Komplementärmedizin in Forschung und Lehre der Hochschulmedizin.

---

zwei Jahre nach Gründung der Stiftung ein Förderverein, dem innerhalb von einigen Jahren über 50 000 Mitglieder beitraten. Mittlerweile hat die Carstens-Stiftung über 28 Millionen Euro für die Forschungsförderung für Naturheilkunde und Homöopathie bereitgestellt. Eines der letzten großen Förderprojekte war die Bewilligung einer Stiftungsprofessur an der Charité zur Erforschung der Komplementärmedizin, die ebenfalls mit einer großartigen Ärztin und Wissenschaftlerin besetzt wurde: Prof. Claudia Witt.

Monika Hauser und Veronica Carstens – zwei Frauen der Gegenwart, die neue Impulse gegeben, neue Institutionen geschaffen und Veränderungen eingeleitet haben. Wie die anderen Frauen, von denen dieses Buch berichtet, begannen sie zu handeln, weil sie Bestehendes verändern wollten – motiviert durch ihre Erlebnisse, ihre Gefühle, ihre Visionen von einer besseren Welt.

Auf ihrem Weg gewannen sie Mitstreiterinnen und Mitstreiter – und formierten so große Bewegungen. Auch die Protagonistinnen in diesem Buch, man denke nur an die Pionierinnen des Medizinstudiums, schlossen sich zusammen, gründeten eigene Ausbildungs- und Praxisstätten, verteilten die Last auf mehrere Schultern. Dieser Zusammenhalt, diese Solidarität verlieh ihrem Anliegen Nachdruck, ihnen selbst Stärke.

Den eigenen Weg gehen

Eine wichtige Rolle, so zeigt sich immer wieder, spielten Vorbilder für die hier beschriebenen Frauen. Manchen von ihnen wurden Leitfiguren von Eltern oder Lehrern präsentiert. Andere entdeckten sie selbst. Für Henriette Hirschfeld-Tiburtius war ein Zeitungsartikel über Elizabeth und Emily Blackwell Anstoß, um den Traum, Zahnärztin zu werden, Realität werden zu lassen, für Nadeschda Suslowa und die anderen russischen Ärztinnen der ersten Generation die Schwärmerei für die Romanfigur einer starken Frau, die sie zum Handeln bewog.

Wir alle brauchen Vorbilder. Dieses Buch bietet eine reiche Auswahl. Dass die Geschichten dieser Frauen dazu ermutigen und bestärken mögen, den eigenen Weg zu gehen, war das große Ziel meiner Arbeit an diesem Buch.

Auch mich selbst hat die über zwei Jahre während intensive Auseinandersetzung mit den Geschichten dieser Frauen verändert. Ihre Schicksale haben mich aufgerüttelt, und es hat mich irritiert, wie wenig ich zu Beginn der Recherche über sie wusste. Sie haben mir vor Augen gehalten, dass man aufbrechen und losziehen muss, dass man seine Wünsche zum Ausdruck bringen muss, privat wie beruflich, und es sich immer lohnt, einen Versuch auf Erfolg zu unternehmen, ein Gespräch zu suchen, selbst wenn die Chancen zunächst aussichtslos scheinen. Ich beobachte, dass ich dies mittlerweile auch stärker in meinem eigenen Leben berücksichtige, in Gesprächen auch andere ermutige – mit kleinen Geschichten über »meine« Frauen –, für ihre Interessen einzutreten. Immer wieder hatte ich beim Schreiben meine eigene Tochter Lilli – heute 19 Jahre alt – und ihre Freundinnen vor Augen, deren gegenwärtiges Lebensumfeld so völlig von dem der Protagonistinnen abweicht. Und doch, so glaube ich, können gerade auch die jungen Menschen von heute von dem »Biss« einer

Elizabeth Blackwell, dem Mut einer Elsa Brändström und der Unternehmenslust einer Mary Seacole für ihr eigenes Leben profitieren. Denn auch in der gegenwärtigen Welt gibt es noch genug zu tun, wofür man offene Augen, ein großes Herz, einen klaren Verstand und einen starken Rücken braucht.

Das Thema der Frauen in der Heilkunde wird mich auch weiterhin beschäftigen. Verschiedene Wissenschaftlerinnen haben den Bereich der Frauen in Hochschulmedizin und Wissenschaft, in der Geburtshilfe und Pflege bereits gut erforscht. Die Frauen im Bereich der Komplementärmedizin jedoch sind bislang ein wenig beachtetes Thema, insbesondere die Laienheilerinnen und ihr Werk, ihre Rezepte. Und so würde ich mich freuen, wenn es mit der Zeit gelänge, das Wissen der heilkundigen Frauen als weitere, wichtige Ressource in die Medizin der Zukunft zu integrieren. Ich freue mich auf Rückmeldungen, Hinweise auf heilkundige Frauen in der Geschichte der Heilkunde, den Austausch. Ihnen als Leserin und Leser wünsche ich, neben der schulmedizinischen Diagnose und Therapie auch die Optionen der komplementären Medizin und der traditionellen Heilkunde zu nutzen.

Die heilenden Frauen, sie haben eine ganz besondere Ausstrahlung, die sich als eine eigene Mischung aus praktischer Intelligenz und Spiritualität, Lebensnähe und Mitgefühl beschreiben lässt. Und so möchte dieses Buch nicht zuletzt dazu veranlassen, dieses besondere Lebensgefühl mehr und mehr als »innere Ärztin« auch in sich selbst zu entdecken.

Annette Kerckhoff

Danksagung

Die in diesem Buch porträtierten Frauen zu finden und besser kennenzulernen wurde mir durch Anthologien, biografische Verzeichnisse, Lexika und Biografien erleichtert, die einige an der Frauenforschung interessierte Historikerinnen, Wissenschaftlerinnen und Journalistinnen seit den 1980er-Jahren verfasst haben. Als Pionierinnen einer neuen medizinischen Geschichtsschreibung haben sie den ersten wichtigen und besonders arbeitsintensiven Schritt zum Andenken an die in Vergessenheit geratenen Frauen in der Medizin getan. Namentlich möchte ich hier die Arbeiten von Frau Prof. Eva Brinkschulte, ihren Mitarbeiterinnen und Doktorandinnen nennen wie auch die Biografien von Charlotte Kerner. Besonders beeindruckt hat mich zudem die Biografie von Frau Prof. Marita Krauss über Hope Bridges Adams Lehmann.

Wie so viele der von mir beschriebenen Projekte ist auch das vorliegende Buch ein Produkt weiblicher Teamarbeit, die ich als außergewöhnlich reibungslos und unkompliziert empfunden habe. Frau Dr. Elisabeth Sandmann danke ich für die Möglichkeit zur Veröffentlichung dieses Titels, ihr großes inhaltliches Interesse am Thema und die umfassende persönliche Unterstützung. An Eva Römer vom Verlag konnte ich mich jederzeit mit allen nur erdenklichen Fragen und Einfällen wenden, ihr ist es wesentlich zu verdanken, dass aus meinem Manuskript das reich bebilderte Buch wurde, das es heute ist. Pauline Schimmelpenninck hat ein Layout entwickelt, das Kraft, Klugheit und Know-how dieser mutigen Frauen widerspiegelt. Frau Dr. Koch hat ein wunderbares kämpferisches Vorwort geschrieben. Sie ist eine der großen Pionierinnen der Gesundheitsaufklärung in diesem Land, seit dem Beginn meiner fachjournalistischen Tätigkeit eines meiner größten Vorbilder im Bereich Medizinjournalismus. Es bewegt und ehrt mich, ihren Namen auf diesem Buch zu lesen.

Gleichzeitig habe ich auch viel Unterstützung von männlicher Seite erfahren. PD Dr. Florian Mildenberger danke ich für unsere Gespräche über die vielschichtige Materie der Medizingeschichte und seine vielen hilfreichen Hinweise zur komplexen Frage der Rolle der Frauen. Besonders gefreut habe ich mich zudem über das große Interesse vieler befreundeter Mediziner an diesem Buch, die als Vertreter einer neuen Ärztegeneration die Wissenslücke um Frauen in der Heilkunde beklagt haben und ihren Beitrag zu würdigen wissen.

Besonders eng habe ich mit zwei Frauen in Berlin zusammengearbeitet: Silke Hemmen war für mich in den verschiedensten Bibliotheken unterwegs und versorgte mich mit dicken Bücher- und Kopienstapeln. Ihre Begeisterung, Empörung, Trauer, Wut oder Fassungslosigkeit, wenn sie mir von ihren Rechercheergebnissen erzählte, teilte ich wenig später beim Lesen der Unterlagen. Antonia Meiners hat für die inhaltliche Struktur gesorgt, mir immer wieder dabei geholfen, meine Gedanken zu ordnen, und die Texte gelungen lektoriert. Besser konnte es nicht laufen.

Als großes geistiges Vorbild und als große Ärztin begleitete mich in Gedanken beim Schreiben dieses Buches schließlich Veronica Carstens, für die ich seit zwanzig Jahren arbeite. Frau Carstens umgibt auch in hohem Alter ein ganz besonderes Strahlen. Sie hat mir durch ihre Arbeit vor Augen gehalten, was Heilen bedeutet, und nicht zuletzt mir selbst in schwierigen Zeiten meines Lebens immer wieder geholfen, eine andere Sicht der Dinge zu gewinnen.

Quellen (Auswahl) und weiterführende Literatur:

Einstieg Medizingeschichte:

Porter, R. (2007): *Die Kunst des Heilens. Eine medizinische Geschichte der Menschheit von der Antike bis heute*, Berlin, Heidelberg

Frauen allgemein, Anthologien, Lexika:

Brooke, E. (1997): *Die großen Heilerinnen*, Düsseldorf und München

Brinkschulte, E. (Hrsg., 1993): *Weibliche Ärzte. Die Durchsetzung des Berufsbildes in Deutschland*, Berlin

Dieterich, S. (2007): *Weise Frau. Hebamme, Hexe, Doktorin. Zur Kulturgeschichte der weiblichen Heilkunst*, 2. überarb. Aufl., Leinfelden-Echterdingen

Kerner, Ch. (Hrsg., 1990, 2001): *Nicht nur Madame Curie ..., Frauen, die den Nobelpreis bekamen*, Weinheim Basel

Kolling, H. (Hrsg., 2008), *Biographisches Lexikon zur Pflegegeschichte*, Band 4, München

Probst, E. (2002): *Superfrauen*, CD-ROM, Mainz-Kostheim

Spitzer, B. (1999): *Der zweite Rosengarten. Eine Geschichte der Geburt*, Hannover

Strohmeier, R. (1998): *Lexikon der Naturwissenschaftlerinnen und naturkundigen Frauen Europas*, Thun

Windsor, L.L. (2002): *Women in Medicine. An Encyclopedia*, Santa Barbara, Kalifornien

Wolff, H.-P. (Hrsg., 1997, 2001, 2004): *Biographisches Lexikon zur Pflegegeschichte*, Band 1–3, Berlin, Wiesbaden (Bd. 1), München (Bd. 2, 3)

Datenbanken zu Frauen in der Heilkunde:

Datenbank von Luise F. Pusch mit Frauenbiografien: www.fembio.org

Zur Erinnerung an 1000 bedeutende Frauen: www.frauen-gedenk-labyrinth.de

Ärztinnen im Kaiserreich: web.fu-berlin.de/aeik/

Nobelpreisträgerinnen: www.nobelprize.org

United States National Library of Medicine (zur Medizingeschichte): www.nlm.nih.gov/hmd

(zu Frauen in Medizin und Heilkunde): www.nlm.nih.gov/changinghtefaceofmedicine/

Einzelne Frauen (in der Reihenfolge der Porträts):

Zu Dorothea Erxleben: Brinkschulte, E./Labouvie, E. (Hrsg.;, 2006): *Dorothea Christiana Erxleben. Weibliche Gelehrsamkeit und medizinische Profession seit dem 18. Jahrhundert*, Halle a. d. Saale

Zu Henriette Hirschfeld-Tiburtius: Mack, C. (1998): *Henriette Hirschfeld-Tiburtius (1834–1911): das Leben der ersten selbständigen Zahnärztin Deutschlands*, Frankfurt a. M.

Zu Nadeschda Prokofjewna Suslowa: Rogger, F., Bankowski, M. (2010): *Ganz Europa blickt auf uns! Das schweizerische Frauenstudium und seine russischen Pionierinnen*, Baden

Zu Hope Bridges Adams Lehmann: Krauss, M. (2009): *Dr. Hope Bridges Adams Lehmann – Ärztin und Visionärin. Die Biografie*, München

Zu Rahel Hirsch: Chevallier, S. (1998): *Fräulein Professor. Lebensspuren der Ärztin Rahel Hirsch 1870–1953*, Düsseldorf

Zu Barbara McClintock: Keller, E. F. (1995): *Barbara McClintock, die Entdeckerin der springenden Gene*, Basel

Zu Rita Levi-Montalcini: Hitchcock, S. T. (2005): *Rita Levi-Montalcini, Nobel Prize Winner*, Philadelphia

Zu Hildegard von Bingen: Beuys, B. (2001): *Denn ich bin krank vor Liebe. Das Leben der Hildegard von Bingen*, München

Kerner, Ch. (1993): *Alle Schönheit des Himmels. Die Lebensgeschichte der Hildegard von Bingen*, Weinheim

Diers, M. (2005): *Hildegard von Bingen*, 5. Aufl., München

Zu Teresa von Ávila: Teresa von Ávila (Ausg. 1979): *Die innere Burg*, Zürich

Teresa von Ávila (Ausg. 2009): *Ich bin ein Weib – und obendrein kein gutes*, Freiburg i. Br.

Souvignier, B. (2001): *Die Würde des Leibes: Heil und Heilung bei Teresa von Avila*, Köln, Weimar, Wien

Zu Florence Nightingale: Vasold, M. (2003): *Florence Nightingale*, Regensburg

Zu Elsa Brändström: Brändström, E. (1922): *Unter Kriegsgefangenen in Russland und Sibirien 1914–1920*, Berlin

Kruczek, D. (2000): *Eine Frau zwischen den Fronten. Das Leben der Elsa Brändström*, Neukirchen-Vluyn

Zu Angela Autsch: Velez de Mendizabal, G. (1997): *Verzehrendes Feuer. Angela Autsch, Der Engel von Auschwitz*, Maria Roggendorf

Schwalbová, M. (1994): *Elf Frauen. Leben in Wahrheit. Eine Ärztin berichtet aus Auschwitz-Birkenau*, Annweiler

Zu Marie-Louise Bourgeois: Schad, M. (1998): *Frauen, die die Welt bewegten*, Augsburg

Zu Katharina Kepler: Doubek, K. (2004): *Katharina Kepler. Die Hexenjagd auf die Mutter des großen Astronomen*, München

Zu Hester Jonas: Kemmerich, H. (2004): *Sagt, was ich gestehen soll. Hexenprozesse*. 2. Aufl., Dortmund

Zu Justina Siegemund: Pulz, W. (1994): *»Nicht alles nach der Gelahrten Sinn geschrieben« – das Hebammenanleitungsbuch von Justina Siegemund*, München

Zu Emma Kunz: Meier, A. (1994): *Emma Kunz. Forscherin, Naturheilpraktikerin, Künstlerin*, Baden. 4. erw. Auflage.

Zu Anita Backhaus: Backhaus, A. (2002): *Heilen ohne Pillen und Spritzen*, Essen

Zu Rosa Treiner: Marsoner-Staffler, Z., Schwienbacher, M. (2003): *Das Kräuterbuch der Treiner Rosa. Rezepte aus der Volksmedizin*, Bozen

Zu Ita Wegman: Zeylmans van Emmichoven, J. (3. Aufl. 2004; 1992): *Wer war Ita Wegman. Eine Dokumentation*, Bd. 1 und 2, Arlesheim

Steiner, R., Wegman, I. (Ausg. 1991): *Grundlegendes für eine Erweiterung der Heikunde nach geisteswissenschaftlichen Erkenntnissen*, Dornach

Zu Mélanie Hahnemann: Handley, R. (2006): *Eine homöopathische Liebesgeschichte. Das Leben von Samuel und Mélanie Hahnemann*, München

Zu Eunice Ingham: Ingham, E. (1986): *Geschichten, die die Füße erzählen*, München, Engelberg

Zu Anna Freud: Freud, A. (Ausg. 2009): *Das Ich und die Abwehrmechanismen*, Frankfurt a. M., 20. Aufl.

Salber, W. (1985): *Anna Freud*, Reinbek

Zu Margarete Mitscherlich: Mitscherlich, A. und M. (1977): *Die Unfähigkeit zu trauern*, München

Zu Alice Ricciardi-von Platen: Platen-Hallermund, A. (2008): *Die Tötung Geisteskranker in Deutschland*, 7. Aufl., Frankfurt a. M.

Zu Trudi Schoop: Trudi Schoop (2007): *… komm und tanz mit mir!*, Zürich

Bildnachweis

Umschlaggestaltung:
Pauline Schimmelpenninck Büro für Gestaltung unter
Verwendung eines Fotos der Medizin-Nobelpreisträgerin
Rita Levi-Montalcini aus dem Jahr 1986 / dpa picture-
alliance / maxppp sowie eines Fotos aus dem Jahr 1919,
das eine sich um ein krankes Kind kümmernde Kranken-
schwester zeigt / Schlesinger Library, Radcliffe Institute,
Harvard University / Bridgeman Berlin.

Umschlag hinten:
oben (v.l.n.r.): ullstein bild; SZ Photo; Bridgeman Berlin;
ullstein bild
unten rechts: SZ Photo
Vordere Klappe: Bridgeman Berlin

akg-images
20 o., 30 o., 48 u., 68 u., 69 u., 72 o., 86 o., 98 o.,
121 beide, 136 o., 137 u., 139 o.

Archiv Elisabeth Sandmann Verlag
21 beide, 26 o., 34 o., 38 u., 41 beide, 49 o., 57 o., 71,
78 u., 83, 88 o., 126 u. r., 131 u., 138 u.

Art Resource, New York
47

bpk Stiftung Preußischer Kulturbesitz
46 M.

Bridgeman Berlin
12 beide, 19 o., 24 o., 25 u., 28 M., 33, 35 M., 36 u., 39,
66, 72 M., 73 beide, 75 M., 77 o., 80, 82 o., 85 u., 86 u.,
90, 91 u. l., 93 l., 98 u., 99 o., 100 o., 101 o., 103 r., 104 u.,
105, 106 o. l. und u., 108 u. l., 116 u., 122 o., 124 u.,
126 o. und u. l., 129 o. l. und u., 129 o. r., 135, 137 o., 146

dpa picture-alliance
4, 57 u., 58 o., 61, 62, 63 o., 64 o., 70, 82 u., 87 u., 128 l.,
134 u., 141

Edition Raetia, I–39100 Bozen
116–117

Emma Kunz Zentrum, CH-5436 Würenlos,
www.emma-kunz.com
110–113

Gert Backhaus
114 o.

getty images
15

Hope Bridges Adams Lehmann
40, 42 beide
Mit freundlicher Genehmigung von Prof. Marita Krauss,
aus ihrer Publikation »Hope. Dr. Hope Bridges Adams
Lehmann – Ärztin und Visionärin. Die Biografie«,
München 2009

Institut für Geschichte der Medizin der Robert Bosch
Stiftung, Stuttgart
120 l.

Interfoto
7, 10, 11, 17, 18 beide, 19 u., 20 u., 22 o., 23, 28 o., 30 M.,
31 beide, 32 o., 37, 38 o., 40 o. r., 45, 50 M., 51 beide,
52 M., 53, 56 u., 60 u., 63 u., 64 u., 65 u., 67, 69 o.,
74 beide, 75 o., 76 beide, 77 beide u., 78 o., 79, 81 u.,
87 o., 91 o. und u. r., 96, 97, 99 M., 101 u., 102 o., 103 l.,
106 o., 107, 108 o., 109 o., 114 u., 118, 119, 120 r., 123,
125 o., 131 o.

International Institute of Reflexology Inc., St. Petersburg, Florida, USA
130 beide

Ita Wegman Institut für anthroposophische Grundlagen-forschung, CH-4144 Arlesheim
124 o., 125 u., 127

Privat
43, 152

Stadtarchiv Leonberg
104 o.

SZ Photo
1, 13, 29 o., 44, 54 o., 56 o., 58 u., 65 o., 88 u., 132 l., 142, 144/145

Tannerhof, Bayrischzell
115

The National Library of Medicine
29 u., 60 o.

Trinitarierschwestern Mödling
92/93

ullstein bild
8, 16, 26 u., 46 o., 48 u., 49 u., 50 u., 52 o., 54 u., 55 o., 59 beide, 68 o., 84 beide, 85 M., 89 beide, 94, 100 u., 122 u., 128 o., 132 o., 133 o., 134 o., 139 u.

Ute Karen Seggelke, www.karen-seggelke.de
136 u.

Wellcome Images
22 u., 24 u., 25 o., 27, 32 u., 34 u., 35 o., 55 u., 72 u., 81 o., 108 u. beide

Zentralbibliothek Zürich
36 o.